L'ALIMENTATION ANTI-ENDOMÉTRIOSE

2e édition augmentée

collection
NutriDoc

TESTEZ éditions

Testez... les remèdes d'Amazonie

Dr L. BODIN
- Cancer et plantes d'Amazonie

Dr J. BORSARELLO
- Acupuncture et plantes de Poconé

B. BOUHERET
- Shiatsu thérapeutique et plantes d'Amazonie

Dr J. SIMON
- Guérir grâce aux plantes de Poconé
- Réflexion sur la cause des maladies et leur traitement

Dr B. VIAL
- Affectif des plantes de Poconé

HoméoDoc une collection de Testez éditions (marco pietteur) (direction scientifique Dr A. Horvilleur)

Dr R. BOYER – Dr A. HORVILLEUR
- Maux de tête et homéopathie
- Rhumatismes et homéopathie
- Spasmophilie et homéopathie
- Hypersensibilité chimique multiple

Dr J.-P. COPPIN
- Ménopause et homéo, phyto, aroma, alimentation et plantes de Poconé

Dr J.-P. COPPIN – Dr D. DESWARTE
- Confiez votre thyroïde à l'homéopathie

Dr B. DANSETTE
- Bientôt maman... pensez homéopathie

Dr O. DUFLO-BOUJARD
- L'homéopathie pratique pour les soins de l'œil

Dr N. ENDERS
- Homéopathie de l'enfant
- Pharmacie homéopathique familiale

Dr C. GAUCHER
- L'homéopathie, médecine du monde

Dr A. HORVILLEUR
- Parle-moi de tes symptômes, je te guérirai !
- Testez l'homéopathie d'action immédiate
- Fleurs de Bach et homéopathie

Dr R. SANANÈS
- Guide de l'arthrose par l'homéopathie et les médecines alternatives

Dr C. SIMONIN – Dr A. HORVILLEUR
- L'intelligence du vivant

M. THÉNARD
- La santé à tout prix !

Dr C. VULLIEZ
- L'homéopathie pratique pour le soin de la dent

Dr J.-P. WILLEM
- 100 maladies du XXIe siècle (2e édition)

Outils du bien-être une collection de Testez éditions (marco pietteur)

T. BÉCOURT
- Stimuler notre être intuitif

C. J. CALLEMAN
- Calendrier Maya

J. DEFAYS – A. FOURNIER
- Prenez Conscience d'un Mieux-Être

Pr G. FISCHER
- Re-vivre après un traumatisme

Dr C. Tal SCHALLER
- L'univers des chamanes
- Gérer ses émotions pour vivre sans stress ni conflits

Testez... se soigner autrement

Dr F. BERTHOUD
- Hyperactivité et déficit d'attention de l'enfant - 2e édition

E. CLAESSENS
- Suis-je responsable de l'autisme de mon enfant ?

M.-C. DÉPRÉAUX
- Autisme : une fatalité génétique ?

Dr J. LAURENT
- 4 groupes sanguins, 4 personnalités - 2e édition

J. M. MONCORGER
- Testez votre créativité

Dr T. QUILLÉ
- Ortho-Bionomy®

170505

M. POUPART
- Et si manger bio ne suffisait pas ?

S. YATES – T. ANDERSON
- Shiatsu et grossesse

Dr C. Tal SCHALLER
- Testez l'urinothérapie
- Vaccins, un génocide planétaire ?

Dr M. TRAN DINH CAN
- Guérir la fatigue chronique

Testez... la méthode NAET (techniques d'élimination des allergies du Dr D. S. Nambudripad)

Dr D. S. Nambudripad
- Déficits d'attention et hyperactivité de l'enfant : une solution naturelle
- Vaincre les allergies environnementales
- Vaincre enfin son asthme

NutriDoc une collection de Testez éditions (marco pietteur)

M. ARYCKX
- Cholestérol ou graisses hydrogénées, qui est le coupable ?

J.-P. CURTAY
- La Nutrithérapie

Dr F. LOUIS
- La nutrition anti-inflammatoire

R. Masson
- Dérives nutritionnelles et comportement suicidaire

P. PELLIZZARI
- Rajeunir de 15 ans ?
- Mieux digérer Mieux vivre

Dr C. Tal SCHALLER
- Diététique du 21e siècle

P. WOLF
- Aliments de la beauté
- Vivre sans migraine

R. DAHLKE
- Peace Food

J. PINCEMAIL
- Stress oxydant et Antioxydants

Dr C. TAL SCHALLER
- Nouvelle Alimentation Planétaire, Universelle & Consciente

F. PIASCO
- Conseils pratiques de nutrithérapie
- L'Alimentation anti-endométriose

éditions MedicatriX

Dr J.-P. CURTAY
- Jus de grenade fermenté - 4e édition
- Gefermenteerd Granaatappelsap

Dr P. DAVID – Dr F. LOUIS
- Régénérons notre Équilibre Acido-basique
- Herstel van ons zuur-basen evenwicht

Dr V. de KERCHOVE
- Combattre cystites et vaginites...

Pr H. JOYEUX
- Stress et Cancer du Sein

Dr C. ROCHE
- Solution santé Nutricontact

Dr J. GHANAM – M. BENLEMLIH
- Les polyphenols de l'huile d'olive

A. SIMONON
- Confort féminin de 7 à 77ans

S. CASCIO
- Germe de Blé Fermenté

Dr G. MOUTON
- Introduction à la Médecine Fonctionnelle

Dr L.M. JACOB
- Programme Nutritionnel

J.J. SYLVANNEAUX
- Diététique originelle et Plaisirs sauvages

G.P. Littarru
- Ubiquinol

H. Alilou
- Le petit livre de l'Équilibre Acido-basique

S. Jacob
- Cuisiner Végétal

Pour être tenus informés de nos nouvelles publications, envoyez vos coordonnées à :

marco pietteur éditeur, 39, avenue du Centenaire, B-4053 Embourg, Belgique.
Tél. : + 32 (0) 4 349 03 03 – Fax : + 32 (0) 4 341 29 21 – Courriel : infos@mpeditions.be
www.testezeditions.be – www.resurgence.be

Résurgence

Une série de textes d'observations comme instrument concret
de recherches et d'analyses des diverses facettes de l'autre médecine.

Dr E. ANCELET
- Pour en finir avec Pasteur - 4e édition

M. AVÉROUS
- Médecine irresponsable

Pr J. H. ALLEN
- Matière Médicale Dermatologique

Dr P. BARBIER
- Homéopathie – Petits remèdes retrouvés

J.-S. BERGER
- L'énergie, l'Information et le Vivant

E. BOTBOL
- Climat, Santé et Homéopathie

F. BOTTACCIOLI
- Psychoneuro-endocrino-immunologie - 2e édition

Dr B. BOUFFLERS
- La Dent - Symbolisme & Homéopathie
- Mémoire de dent

Dr B. BRIGO
- Logique thérapeutique des oligoéléments et des remèdes en lithothérapie

F. CAMBAYRAC
- Maladies émergentes - 4e édition

R. CANNENPASSE-RIFFARD
- Biologie, Médecine & Physique Quantique
- Physique de la Matière

R. CANNENPASSE & J-M. DANZE
- Précis de Bioélectronique - 2e édition

Pr F. CAZZAMALI
- Le Cerveau émetteur

B. CHARTON
- Napoléon, empoisonné arsenic !

C. COULTER
- Portraits remèdes homéopathiques (3 t.)

R. CULSHAW
- La théorie VIH du SIDA, incohérence scientifique

Dr J. DANIAUD
- Les points de Weihe

J.-M. DANZE
- Le système MORA - 4e édition

J.-M. DANZE, P. LE RUZ, M. BOUSQUET, B. LOUPPE
- L'habitat sain ? - 2e édition

Dr P. L. DELONS
- Mesure d'excitabilité

S. de RUTTER
- Esthétique naturelle (2 t.)

A. DESTRE
- Psychologie, Astrologie & Pratique

A. DESTRE & Dr B. BOUFFLERS
- Le Profil astro-homéopathique

Pr A. DEWEY
- Questions-Réponses Mat. Méd. de base

P. H. DUESBERG
- L'Invention du Virus du SIDA

L. FOUCRAS
- Le Nouveau Dossier Noir du Vaccin contre l'Hépatite B
- Hippocrate si tu savais…

Dr G. GARCIA GARCIA
- Biotypologie homéo. en Médecine Dentaire

G. GOREUX-MAROIS
- Réflexions d'une biologiste

K. T. DANIEL PhD
- Soja, ami ou ennemi de notre santé ?

J.-C. GUILLAUME
- L'apiculture écologique de A à Z (2 t.)

Pr H. N. GUERNSEY
- Key-notes matière médicale

Dr A. HORVILLEUR
- Matière Médicale Homéopathique

Dr O. A. JULIAN
- L'Homéo. … urgences médicales
- Matière Méd. Biothérapiques-Nosodes

Pr H. JOYEUX
- Le cancer de la prostate

I. KARGER
- Les 12 Sels de Schüssler

Dr J. T. KENT
- Aphorismes

H.L. KÖNIG & H.D. BETZ
- Radiesthésistes & Sourciers

Pr K. KOROTKOV
- Les champs d'énergie humaine
- Les principes de l'analyse GDV

S. KRAMER
- Stop ! À la malbouffe croquettes de nos chiens et chats

Dr C. KREBS
- La Kinésiologie selon le Dr Charles Krebs

Dr L. KRUMHOLZ & Dr J. BORSARELLO
- Ostéopathie et Acupuncture

Drs LE FUR BENSOUSSAN & SAREMBAUD
- Pari homéopathique en Banlieue

Dr G. LIPPERT
- Médecine douce des Animaux
- Les Corps Cathédrales

Drs G. LIPPERT & B. SAPY
- La Malbouffe ou la Vie

R. LOGAN
- Le traitement homéopathique de l'eczema

Dr F. MACHINAL
- Astrologie au service du praticien homéo.

Dr P. MEIER
- Les Trois Visages de la Vie

Dr J. MERIC
- Vaccinations : je ne serai plus complice !

J. MILLEMANN & Ph. OSDOIT
- Homéopathie vétérinaire

Dr G. MOUTON
- Ecosystème intestinal et santé optimale

Actes de Colloque, Parlement européen, déc. 2003
- Sida en Afrique

Actes de Colloque, Grande Région, mars 2004
- Maladies de l'environnement : un défi…

Pr NGUYEN TAI THU
- Sémiologie thérapeutique
  et Analgésie en Acupuncture

G. NORDSTRÖM
- Menaces invisibles !

Y. OLIVAUX
- La Nature de l'Eau

J.-C. PEREZ
- L'ADN décrypté

Dr A. PERRIER
- Vaccins

P. PELLIZZARI
- J'ai vérifié la Médecine Nouvelle
  du Dr Hamer - 2e édition

F.-A. POPP
- Biologie de la lumière

A-C. QUEMOUN
- Homéopathie et Parkinson

Dr Christian ROCHE
- Une Nouvelle Énergie pour Guérir

Jean-Claude ROUSSEZ
- Sida – Supercherie scient. et arnaque hum.

Dr J. RIVÈRE
- Les correspondances graphologiques en Homéopathie

Dr R. SANANES
- Manifestations Allergiques
- Penser et écrire en Homéopathie
- Les Maux digestifs
- Seniors ! Santé, vitalité

R. SANTINI
- Guide européen pollutions électromagn.
- Téléphones cellulaires, Danger ?

Dr R. SEROR
- Connaissance répertoire Kent (3 t.)

C. SMITH & S. BEST
- L'Homme électromagnétique

S. SIMON
- Exercice illégal de la Guérison

[Études de Kiel & Tübingen]
- Amalgames dentaires

S. SIMON et M. VERCOUTÈRE
- Vaccin Hépatite B

X. SLINGUE
- Iridologie métaux et système solaire

Dr H. STOSSIER & Dr M. VON HAHN
- Système digestif performant

Dr A. TAFFIN
- Silhouette minceur Méd. douces

Pr S. H. TALCOTT & Dr J.-P. GALLAVARDIN
- Matière Médicale Homéo. Psychiatrique

C. TERREAUX
- Rôle physiologique de la conscience …

Dr A. VAN DEN BURG
- Magnétothérapie

Dr L. VANNIER
- La Typologie et ses applications thérap.

L. VANNIER & ILIOVICI
- L'Homéopathie sans peine

Dr R. VERGINI
- Vertus curatives du Magnésium

A. VERVARCKE
- Une autre Vision de l'Homéopathie

Dr R. ZISSU
- Les Migraines en Homéopathie

M. A. DESTRÉ
- Conscience

Dr L. DE BROUWER
- Cette bouffe qui nous tue - 2e édition

Dr J.-P. MASCHI
- Sclérose en plaques et pollution électromagnétique

D. KAAYLA T.
- Soja, ami ou ennemi de notre Santé?

J.-C. GUILLAUME
- Exposé sur l'apiculture écologique

Imprimé en france (Imprimerie Laballery - 58500 Clamecy)

ISBN 978-2-87461-124-7
1re édition Dépôt légal septembre 2017/5053/CVIII
2e édition augmentée : juillet 2018

TESTEZ EDITIONS, collection NutriDoc
22, route des Fagnes – 4190 Ferrières (Belgique)
Tél. : + 32 (0) 4 365 27 29 – Fax : + 32 (0) 4 341 29 21

Fabien Piasco
Nutritionniste

L'ALIMENTATION ANTI-ENDOMÉTRIOSE

NOUVELLE NUTRITION THÉRAPEUTIQUE

Vaincre vos douleurs   Moduler vos hormones

Préface du Dr Luce Bergeret
médecin généraliste et phytothérapeute

2e édition augmentée

Ce livre présente différents concepts de nutrition et les résultats d'études sur le lien entre aliments et le risque de développer de l'endométriose. Il s'agit d'une analyse complexe et bien que des conseils en découlent ils ne peuvent constituer une prescription diététique individuelle. C'est à la lectrice que revient l'entière responsabilité de vérifier auprès de son médecin si sa condition de santé permet l'adoption des conseils promulgués dans cet ouvrage.

Des produits (aliments et compléments alimentaires) sont cités dans le livre. Il s'agit d'information et non de publicité. Par ailleurs, l'auteur déclare n'être en aucun cas rémunéré par les marques/laboratoires pour citer lesdits produits. Il ne s'agit pas non plus d'une prescription, mais seulement d'information, qui se veut la plus objective possible. C'est à la lectrice que revient l'entière responsabilité de vérifier auprès de son médecin si la prise d'aliments ou de compléments alimentaires est possible, s'il n'existe pas de contre-indications ou d'interaction avec certains médicaments.

Préface

L'endométriose est une maladie fréquente, le plus souvent asymptomatique. Elle se définit par la présence de tissu endométrial ectopique, c'est-à-dire en dehors de la cavité utérine. Dans certains cas, l'endométriose devient symptomatique pour des raisons mal connues. Elle s'exprime majoritairement par des douleurs pelviennes chroniques, plus ou moins cycliques, souvent accompagnées d'infertilité. Le traitement médical, en dehors du traitement antalgique, est un traitement hormonal visant à obtenir une aménorrhée. Un traitement chirurgical est parfois associé pour enlever des sites ectopiques étendus, des kystes ovariens ou des blocages mécaniques de type adhérentiel. Dès lors, il est aisé de comprendre le retentissement majeur de cette pathologie dans la vie et l'équilibre d'une femme : fertilité diminuée, dyspareunie, douleurs pelviennes chroniques. Une patiente me disait à ce sujet : « la maladie me vole ma capacité à être mère, ma capacité à être femme... ma capacité à être, tout simplement ».

Nous ne pouvons faire l'impasse sur ce fait : tout traitement allopathique se réfléchit en termes de balance bénéfice-risque. Ce que les patientes perdent en douleur grâce aux traitements hormonal et antalgique est contrebalancé par le cortège d'effets secondaires d'une mise en ménopause artificielle. Situation d'autant plus mal vécue que la patiente se sent souvent dépossédée d'elle-même dans le processus de soin, comme privée de son autonomie et de son libre arbitre.

Rappelons ici un des principes fondateurs de tout acte médical : « *primum non nocere* », ne pas nuire, s'intégrant pleinement dans la notion d'efficacité thérapeutique. Et par expérience, l'efficacité thérapeutique commence lorsque le patient agit et s'intègre dans son processus de soin.

Nous voilà donc au cœur de notre sujet, l'alimentation est un bras de levier majeur pour agir sur l'endométriose, pour se réapproprier une prise en charge protocolaire en l'accompagnant avec sa connaissance et ses choix nutritionnels, et plus largement pour se réapproprier le soin de soi, de son mental et de son physique. Faire le choix de s'alimenter autrement et s'engager dans cette pratique pluriquotidienne est un acte de soin, dont l'impact sur la pathologie est connu aujourd'hui et largement développé dans ces pages.

Ainsi, ce livre s'adresse à un vaste public de lecteurs: pour les femmes atteintes d'endométriose, pour les médecins et plus particulièrement les gynécologues, les nutritionnistes, diététiciens et plus largement aux lecteurs intéressés et curieux de connaître les avancées scientifiques concernant l'impact de l'alimentation dans un process pathologique. Chacun pourra, à sa mesure, trouver les éléments de réponse à ces interrogations, allant d'exemples pratiques jusqu'au développement scientifique approfondi des données.

Je remercie Fabien Piasco pour ce travail de longue haleine de synthèse des connaissances et pour ses extrapolations pratiques dans ce domaine spécifique de l'endométriose. Je ne peux que souhaiter que patients et médecins, par ce livre, prennent la mesure de l'impact thérapeutique de l'alimentation dans l'endométriose et plus généralement dans le concept de santé, en intégrant la somme de connaissances pour en faire un art de vivre et du soin.

Dr Luce Bergeret
Médecin généraliste et Phytothérapeute

Introduction

Un livre sur l'endométriose

Il y aurait tant de choses à dire sur l'endométriose : la maladie, ses facteurs et ses causes présumées, les traitements, etc. Mais ce n'est pas le but de ce livre. Il a pour seul vocation de parler de nutrition, et ce, de façon exhaustive.

On ne peut pas dire qu'il y ait pléthore d'études scientifiques au sujet de la nutrition et de l'endométriose, loin de là. Cependant nous disposons d'informations intéressantes et encourageantes. Nous allons voir tout au long de cet ouvrage comment mettre en place une alimentation protectrice contre l'endométriose, qui permettra de diminuer douleurs et inflammations notamment, mais aussi de jouer sur le climat œstrogénique et l'exposition aux perturbateurs endocriniens.

Pourquoi ce livre ? Et pourquoi un homme pour un problème de santé typiquement féminin ? C'est la question que se poseront de nombreuses lectrices. Dans mon travail de diététicien-nutritionniste au sein d'un établissement thermal spécialisé en gynécologie (Challes-les-Eaux, Savoie, France), j'ai été amené à m'intéresser à l'endométriose et à ce que pourrait apporter la nutrithérapie. S'en sont suivis des recherches et un travail approfondi sur le sujet. Je dirais que c'est le destin qui m'a mené à écrire ce livre. On peut certes trouver quelques ouvrages sur l'endométriose, mais la partie nutrition reste peu détaillée comparativement au texte dédié à la compréhension de la maladie et aux traitements. C'est aussi une raison qui m'a poussé à faire ce travail d'écriture : donner un outil nutritionnel pratique et scientifique à la fois.

J'espère que ce livre sera utile pour toutes les femmes qui désirent améliorer leur santé et leur bien-être, et que la nutrition agisse comme un outil et non comme une contrainte.

Chapitre 1

L'ENDOMÉTRIOSE : UNE MALADIE ENCORE MAL COMPRISE

Si vous lisez ce livre c'est que vous connaissez et/ou que vous êtes concernée par l'endométriose. Elle se définit par la formation de tissu endométrial en dehors de l'utérus. Les cellules endométriales ectopiques (du grec « ex topos » qui signifie « en dehors ») peuvent se retrouver sur les ovaires, les trompes de Fallope, les ligaments soutenant l'utérus et sur la surface extérieure de l'utérus. Mais on peut parfois retrouver des cellules endométriales ectopiques sur les intestins, la vessie ou les reins. Exceptionnellement sur des sites très éloignés de l'utérus.

Les mécanismes de la maladie

La présence anormale de ces cellules endométriales sur différents sites et organes pourraient s'expliquer par ces diverses théories :

- Flux rétrograde : menstruations ne s'écoulant pas vers l'extérieur par le vagin mais remontant dans la cavité péritonéale *via* les trompes utérines. Il s'agit de la théorie la plus largement acceptée.
- Pluripotentialité des cellules du péritoine qui dériverait d'un tissu embryologique (transformation de ce tissu, théorie métaplasique).
- Migration du tissu endométrial par la lymphe ou par le sang.

Les hypothèses quant aux causes

Dans l'état actuel des connaissances, on ne peut pas affirmer à 100 % quelles en sont précisément les causes. Il en demeure une compilation d'hypothèses. Les voici :

- Disfonctionnement du système immunitaire : ce dernier ne détruirait pas ces cellules anormales. On retrouve par ailleurs des similitudes entre l'endométriose et certaines maladies auto-immunes.
- Influence de l'environnement : dioxine et autres perturbateurs endocriniens, impact de l'alimentation.
- Hypothèse infectieuse ? Virus ?
- Mutation de certains gènes.

Tous ces points constituent d'anciennes théories. De récentes découvertes ont permis d'établir de nouvelles hypothèses quant à la physiopathologie (voir paragraphe suivant).

Les perturbations physiologiques

Il existe différentes composantes de la physiopathologie :

- Vasculogenèse, angiogenèse.
- Hyper-œstrogénie et résistance à la progestérone.
- Surexpression de molécules et médiateurs de l'inflammation (ex : PGE2, TNF-α, IL-33…) [1,3,9].

- Surexpression de certaines enzymes comme les métalloprotéases matricielles [2].
- Mais aussi surexpression d'une protéine, le MIF (Migration Inhibitory Factor), qui, si dosée, permettrait un diagnostic précoce [4].
- Des nouvelles découvertes quant au rôle du SRC-1 (steroid receptor coactivator-1), dont une isoforme serait impliquée dans la progression de l'endométriose [5], d'expression anormale des récepteurs d'ocytocine dans la zone de jonction utérine [6], qu'une protéine nommée TFF3 (trefoil factor 3) présente en quantité plus importante dans la cavité péritonéale des femmes atteintes d'endométriose, qui serait liée au processus inflammatoire et à la progression de la maladie [7]…

Bien qu'il existe une prédisposition génétique pour la susceptibilité et la sévérité de la maladie sur laquelle il n'est pas possible d'agir (polymorphismes HLA-G, LILRB1 et LILRB2 [10]**), la nutrition peut jouer grandement sur les autres facteurs.**

Les signes cliniques

L'endométriose peut tout à fait être asymptomatique (rien n'est ressenti), mais la plupart du temps ce sont les douleurs qui constituent le symptôme principal, notamment pendant les règles (dysménorrhée). Les douleurs peuvent toucher l'intestin et la vessie, avec constipation et envie fréquente d'uriner. Ces signes peuvent laisser imaginer justement une atteinte de ces organes par du tissu endométrial. L'amplitude des douleurs peut varier d'une femme à l'autre ; cela peut aller jusqu'à une incapacité de travail. Les relations sexuelles sont souvent douloureuses. Dans tous les cas, la qualité de vie est amoindrie, tant sur le plan physique que psychologique. Le traitement de la douleur est donc un enjeu important. Nous verrons plus loin ce que peut justement apporter l'alimentation.

L'infertilité

Bien que les chiffres soient relativement imprécis, on estime que 20 à 50% des femmes atteintes d'endométriose souffrent d'infertilité [8]. Les raisons restent encore mal connues et sont assez controversées. C'est d'ailleurs au bilan d'une infertilité que la découverte d'une endométriose est souvent établie. La conception est une étape importante dans la vie d'une femme. C'est donc une source d'angoisse pour les patientes jeunes car l'infertilité est une des conséquences possibles de l'endométriose.

Une approche par étapes

Des changements alimentaires pas à pas

Il est très difficile de changer profondément son alimentation, surtout du jour au lendemain. Ce n'est même d'ailleurs pas forcément souhaitable. En effet des changements brusques peuvent perturber les habitudes, créer un stress, voire de l'anxiété. Alors que seuls des changements durables pourront impacter la santé, l'abandon total (car trop difficile, trop contraignant, etc.) aura pour effet de tout annuler… Si la mise en place de nouvelles habitudes alimentaires n'est pas progressive la contrainte sera tout simplement plus ressentie que le bénéfice. La bonne approche est donc différente.

La bonne approche

L'alimentation ne devrait jamais être un combat. Manger n'est pas optionnel mais obligatoire. Alors, avec trois repas (ou plus) par jour, durant toute la vie, imaginez le stress ressenti ! La bonne démarche n'est pas un combat, mais l'envie de prendre soin de soi. Choisir tel ou tel aliment, le préparer pour qu'il soit à la fois savoureux et bénéfique à la santé, vous permettra au fur à mesure d'apprécier cette alimentation-santé et vous donnera l'envie de prendre encore plus soin de vous.

Quelles étapes ?

L'idée est dans un premier temps de modifier son alimentation vers un modèle anti-inflammatoire et protecteur contre l'endométriose (réduire l'exposition aux perturbateurs endocriniens, limiter les aliments et boissons qui augmentent les œstrogènes, prendre éventuellement des compléments alimentaires). Ce modèle, vous le verrez, est proche du régime méditerranéen de type crétois. Il permet de conserver tous les groupes alimentaires, sans créer de restriction mais plutôt de faire des choix éclairés.

Si au bout d'un certain temps (au moins 3 mois) les bénéfices ressentis ne sont pas suffisants, il est possible d'aller plus loin. L'approche sera alors plus restrictive car des groupes d'aliments pourront être retirés. Nous verrons notamment qu'éviter le gluten peut aider à soulager les douleurs. Cette étape permet une action « jusqu'au boutiste » certes, mais peut-être plus efficace. En ce qui concerne les produits laitiers, souvent évités par les femmes atteintes d'endométriose, le problème est plus complexe, mais pour certaines ils pourront être évités. Certaines femmes suivent le régime Seignalet (sans gluten ni laitages, cuissons douces et alimentation biologique). Bien que le Dr Seignalet n'ait pas testé sa diète sur des femmes atteintes d'endométriose, certains points de son approche semble convenir au traitement nutritionnel de l'endométriose (hormis le côté crudivore qui n'était pas spécialement une bonne idée, ainsi que la consommation de certains aliments qui seront plutôt à éviter, nous le verrons). Mais la nutrition propre à l'endométriose est un modèle à part entière, qu'on ne peut pas calquer sur autre chose. Il existe une multitude de points très spécifiques. Il faut donc construire un modèle d'alimentation « anti-endométriose ». Tous les paramètres seront détaillés dans cet ouvrage.

Sur quels paramètres pourrons-nous jouer au niveau de l'alimentation ?

Perturbateurs endocriniens

L'alimentation est une source d'intrants. Il faut garder à l'esprit que lorsque l'on mange, on consomme des nutriments (protides, lipides, glucides, fibres, vitamines, minéraux, oligoéléments, caroténoïdes et polyphénols) mais aussi des éléments indésirables comme des pesticides, des polluants environnementaux issus de la pétrochimie, ainsi que des additifs. Certains de ces éléments sont des xéno-œstrogènes puissants, qui pourraient bien jouer un rôle important dans l'endométriose. Ainsi, choisir ces aliments en fonction du type de culture pour les produits végétaux ou d'élevage pour les produits animaux (bio *versus* conventionnel), le type de poissons, le type de graisses (végétale *versus* animale notamment), les bons matériaux pour les ustensiles et différents contenants, est un enjeu important.

Régime protecteur (« bons et mauvais » aliments/nutriments, équilibre hormonal)

Nous verrons comment certains aliments peuvent être protecteurs contre l'endométriose (études d'observation sur la relation aliment/risque d'être atteinte de la maladie). Nombreuses sont les femmes atteintes d'endométriose qui cherchent désespérément des informations à ce sujet, surtout sur le net, en utilisant des sources plus ou moins sûres, souvent dans des blogs ou des forums peu fiables. Cet ouvrage présente les différentes études disponibles sur la relation aliments/endométriose et nutriments/endométriose. Mais ce n'est pas tout, les choix alimentaires (aliments et boissons) peuvent aussi moduler le taux d'œstrogènes et le climat œstrogénique. En ce sens l'alimentation doit être très spécifique et les conseils généraux, parfois mal adaptés à cette maladie, doivent être laissés de côté.

Inflammation

Peu de gens le savent mais l'alimentation permet de réguler très efficacement l'inflammation, et donc les douleurs. Les mécanismes sont très nombreux et seront détaillés. On pourra aisément comprendre comment des acides gras spécifiques, des polyphénols, certaines évictions alimentaires peuvent avoir autant, si ce n'est plus, d'effets que des médicaments antalgiques et/ou anti-inflammatoires.

Comment ce livre est-il construit ?

Un livre utile pour tout le monde

L'idée était d'écrire un livre qui pourrait être utile à la fois aux femmes atteintes d'endométriose qui cherche une information détaillée sur l'alimentation, mais aussi aux professionnels de santé comme par exemple les gynécologues à qui justement ces femmes posent beaucoup de questions. Cet ouvrage a donc un objectif ambitieux : que tout le monde y trouve son compte !

Trois niveaux de lecture

Le corps du livre est écrit de façon détaillée et scientifique. Sont utilisés des termes médicaux, auxquels finalement les femmes sont habitués tant le parcours de santé est un chemin de croix ! Il s'agit là du niveau 2. Pour illustrer les différentes parties, des encadrés intitulés « En pratique » sont disponibles notamment pour les choix alimentaires. Ces informations sont à la fois concrètes et simples. Il s'agit du niveau numéro 1. D'autres encadrés, « Pour aller plus loin », en plus petits caractères, permettent aux plus scientifiques des lecteurs(trices), aux professionnels de la santé et de la nutrition d'approfondir les connaissances sur les processus physiologiques ou biochimiques et d'obtenir plus de détails sur les études disponibles. Il s'agit du niveau 3.

Finalement tout le monde peut trouver les informations qu'il cherche !

Les différentes parties du livre peuvent également être lues dans le désordre, selon les besoins et priorités.

Conseils de lecture pour les patientes

Ce livre est complexe car il a pour vocation d'absolument tout expliquer sur la relation entre alimentation et endométriose. Théoriquement il n'y a aucune question à laquelle le livre ne puisse répondre !

Néanmoins pour faciliter la compréhension il est préférable de lire directement les encadrés « En pratique » pour obtenir l'information basique et directement utilisable. Ensuite, on peut bien évidemment se reporter aux paragraphes qui précèdent pour mieux comprendre l'intérêt des conseils promulgués. Les journées types et les menus des chapitres 6 et 7 permettent de mettre en pratique tous ces éléments. Pour finir le chapitre Questions/Réponses peut lui aussi être très utile.

Encore une fois, que ce livre vous soit utile. Excellente lecture !

Références

1. Ahn SH, Monsanto SP, Miller C, Singh SS, Thomas R, Tayade C. Pathophysiology and Immune Dysfunction in Endometriosis. Biomed. Res. Int. 2015 ; 2015 : 795976.
2. Osteen KG, Yeaman GR, Bruner-Tran KL. Matrix metalloproteinases and endometriosis. Semin. Reprod. Med. 2003 May ; 21(2):155-64.
3. Warren Nothnicka W, Alali Z. Recent advances in the understanding of endometriosis : the role of inflammatory mediators in disease pathogenesis and treatment. F1000 Res. 2016 ; 5 : F1000 Faculty Rev.-186.

4. Mahdian S, Aflatoonian R, Yazdi RS, Yaghmaei P, Ramazanali F, Afsharian P, Shahhoseini M. Macrophage migration inhibitory factor as a potential biomarker of endometriosis. Fertil. Steril. 2015 Jan.; 103(1): 153-9.
5. Han SJ, Hawkins SM, Begum K, Jung SY, Kovanci E, Qin J, Lydon JP, DeMayo FJ, O'Malley BW. A new isoform of steroid receptor coactivator-1 is crucial for pathogenic progression of endometriosis. Nat. Med. 2012 Jul.;18(7): 1102-11.
6. Huang M, Li X, Guo P, Yu Z, Xu Y, Wei Z. The abnormal expression of oxytocin receptors in the uterine junctional zone in women with endometriosis. Reprod. Biol. Endocrinol. 2017 Jan. 3; 15(1):1.
7. Henze D, Doecke WD, Hornung D, Agueusop I, von Ahsen O, Machens K, Schmitz AA, Gashaw I. Endometriosis Leads to an Increased Trefoil Factor 3 Concentration in the Peritoneal Cavity but Does Not Alter Systemic Levels. Reprod. Sci. 2017 Feb.; 24(2): 258-267.
8. Taylor RN, Yu J, Torres, Schickedanz AC, Mueller MD, MD, Sidell N. Mechanistic and Therapeutic Implications of Angiogenesis in Endometriosis. Reprod. Sci. 2009 Feb.; 16(2): 140–146.
9. Miller JE, Monsanto SP, Hyun Ahn S, Khalaj K, Fazleabas AT, Young SL, Lessey BA, Koti M, Tayade C. Interleukin-33 modulates infammation in endometriosis. Scientific Reports. 2017;7:17903.
10. Bylińska A, Wilczyńska K, Malejczyk J, Milewski Ł, Wagner M, Jasek M, Niepiekło-Miniewska W, Wiśniewski A, Płoski R, Barcz E, Roszkowski P, Kamiński P, Malinowski A, Wilczyński JR, Radwan P, Radwan M, Kuśnierczyk P, Nowak I. The impact of HLA-G, LILRB1 and LILRB2 gene polymorphisms on susceptibility to and severity of endometriosis. Mol Genet Genomics. 2017 Dec 12.

Chapitre 2

ENDOMÉTRIOSE ET PERTURBATEURS ENDOCRINIENS

Perturbateurs endocriniens : définition

Le terme « perturbateur endocrinien » (ou « disrupteur endocrinien » de la traduction littérale de l'anglais) est assez récent car il a été créé en 1991 par Theo Colborn, une zoologiste et épidémiologiste étasunienne.

Pour plus de précisions voici la définition de l'OMS :

« Un perturbateur endocrinien potentiel est une substance ou un mélange exogène, possédant des propriétés susceptibles d'induire une perturbation endocrinienne dans un organisme intact, chez ses descendants ou au sein de (sous)- populations. Cette catégorie est divisée en deux sous-catégories : la catégorie 2a pour les perturbateurs endocriniens suspectés et la catégorie 2b pour les perturbateurs endocriniens pour les substances possédant des indications de propriétés de perturbation endocrinienne. »

Les perturbateurs endocriniens peuvent avoir trois modes d'action :

- Mimer l'action d'une hormone.
- Bloquer l'action d'une hormone en saturant son récepteur, empêchant cette dernière de se fixer, et faisant perdre la transmission du signal hormonal.
- Perturber la production ou la régulation des hormones ou de leurs récepteurs.

Dans le cas de l'endométriose les perturbateurs endocriniens à redouter sont ceux qui miment les œstrogènes (xéno-estrogènes), de par leur propension à stimuler le développement des cellules endométriales.

D'où viennent les perturbateurs endocriniens ?

Ils viennent principalement de l'activité de l'homme : utilisation de pesticides dans les cultures, mais aussi issus de la plasturgie, de la pétrochimie… Plus inquiétant, on en retrouve dans les cosmétiques. Les aliments, comme vous vous en doutez, sont contaminés (pollution environnementale, pesticides, emballages plastiques, etc.).

Identifier ces perturbateurs endocriniens afin de les éviter/limiter est donc un enjeu important pour l'endométriose.

Pollution environnementale et endométriose

Ces dernières années nous avons de plus en plus entendu parler des perturbateurs endocriniens. En effet certains produits chimiques présents dans l'environnement, comme des organochlorés ou d'autres composants agissant comme des œstrogènes, pourraient engendrer toutes sortes de perturbations hormonales menant par exemple à l'endométriose, à l'infertilité (masculine et féminine), à des altérations de la sexualité, à des effets sur le système immunitaire et sur la glande thyroïde [1]. L'exposition à des perturbateurs endocriniens (*a fortiori* avec un effet cocktail), particulièrement *in utero*, pourrait être suffisante pour induire ces perturbations…

PCB

Les PCB ou polychlorobiphényles constituent une famille de 209 composés aromatiques organochlorés dérivés du biphényle. On les trouvait autrefois dans les transformateurs et autres appareils électriques. Ces sont des produits particulièrement toxiques, agissant comme perturbateurs endocriniens et persistant dans l'environnement (nappes phréatiques et sols pollués), malgré leur interdiction depuis 1987.

Les toxicologues de l'*Instituto Superiore di Sanità* à Rome ont mesuré 11 types de PCB dans les tissus humains. Sur 80 femmes âgées de 20 à 40 ans, la somme de ces différents PCB étaient 1,6 fois supérieure dans le groupe atteint d'endométriose *versus* le groupe contrôle [2].

Bien que cela reste purement spéculatif les PCB pourraient agir sur la physiopathologie (différents mécanismes menant à la maladie) de l'endométriose.

Pour aller plus loin

Les PCB sont des ligands de l'AhR (Aryl hydrocarbon Receptor, facteur de transcription) et affecteraient le processus inflammatoire impliqué dans l'endométriose. *In vitro* l'exposition de tissu endométrial à des PCB augmente la sécrétion de la Matrix métalloprotéinase matricielle (MMP), et ce, même en présence de progestérone, une hormone qui supprime l'expression de ces enzymes [3].

Il paraît dès lors prudent d'éviter l'exposition aux PCB par des choix alimentaires éclairés.

En pratique

Les aliments les plus contaminés par les BCP sont les produits animaux (particulièrement s'ils sont riches en graisses) :

- Produits laitiers : fromages et laitages.
- Gras laitier : beurre et crème.
- Viandes : bovines particulièrement car plus grande bioaccumulation, mais toutes les viandes sont concernées.
- Charcuteries.
- Poissons et fruits de mer (poissons « hauts » dans la chaîne alimentaire comme le thon, l'espadon, le requin, mais aussi certains poissons d'eau douce comme l'anguille et la carpe par exemple).

Dioxine

D'un point de vue chimique les dioxines sont des molécules hétérocyliques et aromatiques ayant deux atomes d'oxygène dans un cycle aromatique (mais le terme dioxine est aussi utilisé pour des molécules non aromatiques).

Afin d'y voir un peu plus clair voici les explications données par l'OMS[4]: «*La dioxine a pour appellation chimique tétrachloro-2, 3, 7, 8 dibenzo-para-dioxine (TCDD). On emploie souvent le terme de «dioxines» pour une famille de polychlorodibenzo-para-dioxines (PCDD) et polychlorodibenzofurane (PCDF) apparentés sur le plan structurel et chimique. Le terme recouvre aussi certains polychlorobiphényles (PCB) de type dioxine, dotés de propriétés toxiques similaires. On a identifié quelques 419 composés apparentés à la dioxine mais on considère que seulement trente d'entre eux ont une toxicité marquée, la TCDD étant la plus toxique.*»

Les dioxines sont des polluants qui proviennent des incinérateurs de déchets ménagers. Cependant, il ne s'agit pas de la seule source: les phytosanitaires rémanents *via* le débroussaillement par le feu, ou bien naturelles comme les éruptions volcaniques ou les feux de forêt.

Tout comme les PCB, les dioxines sont des polluants organiques persistants (POPs) dans l'environnement. Elles s'accumulent dans la chaîne alimentaire, principalement **dans les graisses animales**. L'OMS nous rappelle que plus de 90 % de l'exposition chez l'homme provient de l'alimentation qui en est polluée [4]. Les dioxines peuvent à la fois causer des cancers et agir comme des perturbateurs endocriniens. L'exposition à des dioxines pourrait bien avoir un rôle dans la physiopathologie de l'endométriose: en augmentant l'inflammation et en stimulant la prolifération des cellules endométriales.

Pour aller plus loin

Catastrophe de Seveso:

Le 10 juillet 1976 un nuage toxique s'est répandu sur la plaine lombarde dans le Nord de l'Italie. Plusieurs communes ont été touchées, dont Seveso. Cet incident a fait suite à une surchauffe d'un réacteur dans une usine chimique, relarguant de grandes quantités de 2,3,7,8-TCDD, produit connu sous le nom de dioxine de Seveso. Cet épisode tragique est important car de nombreuses femmes lombardes ont pu être contaminées. Des échantillons sanguins ont montré que les doses de dioxines étaient supérieures à celles, qui chez l'animal, pouvaient déclencher de l'endométriose [5]. Par ailleurs une étude italienne sur le lien entre aliments et endométriose (Parazzini *et al.* [6]) avait été commentée dans une lettre à l'éditeur par l'Endométriosis Association (USA) car réalisée dans le Nord de l'Italie, biaisant peut-être le lien réel entre nutriments et endométriose à cause de ce facteur toxique [7]. Pour en savoir plus sur cette étude se reporter au chapitre 3.

Etudes sur les dioxines et l'endométriose:

Il a été démontré *in vitro* que la TCDD diminue le ratio PRA/PRB (récepteurs à la progestérone) dans les cellules endométriales et augmente les MMP (métalloprotéinases matricielles), impliquées dans la maladie [8].

Une autre étude *in vitro* a montré qu'un cocktail de TCDD et d'œstrogènes augmente la sécrétion de chimiokines (RANTES et MIP-1α) jouant un rôle dans la physiopathologie de l'endométriose et surexprime les MMP-2 et MMP-9 dans les cellules endométriales [9].

Une étude a montré que des concentrations élevées de dioxines (PCDD et PCDF) dans le liquide péritonéal étaient corrélées à l'endométriose, chez des femmes infertiles avec endométriose *versus* le groupe contrôle [10].

En pratique

Les aliments sources de dioxine à limiter restent les produits animaux, particulièrement les graisses animales :

- Gras laitier : beurre et crème.
- Produits laitiers gras : fromages et laitages au lait entier.
- Viandes et charcuteries.
- Poissons et crustacés (voir chapitre 3 au sujet des oméga-3).

Nous verrons plus loin qu'un régime alimentaire à forte dominante végétale est souhaitable.

Bisphénol A

Le bisphénol A (BPA) est un autre perturbateur endocrinien de type xéno-œstrogène. Il est utilisé comme monomère de résines époxydes que l'on retrouve dans le revêtement intérieur des cannettes et boîtes de conserve. Il est aussi beaucoup utilisé dans les plastiques (polycarbonates). Enfin, on le retrouve dans les billets de banque et les tickets thermiques (tickets de caisse).

Une étude cas-témoins a évalué le lien entre BPA et endométriose. En ce qui concerne l'endométriose non ovarienne, l'association était statistiquement très forte (alors qu'elle ne l'était pas pour de l'endométriose aux ovaires) [11]. Une autre étude a aussi permis d'évaluer les taux de BPA et BPB (bisphénol B) dans le sang de femmes atteintes d'endométriose *versus* des femmes en bonne santé (groupe contrôle sans endométriose) [12]. Alors que les deux types de bisphénols étaient absents dans le sérum des femmes du groupe témoin, on a retrouvé du BPA chez 51,7 % et du BPB chez 27,6 % des femmes atteintes d'endométriose. Si l'on cumule ces pourcentages on note la présence d'un ou de l'autre de ces bisphénols chez 63,8 % des femmes atteintes d'endométriose !

Pourtant cette association BPA-BPB n'est pas retrouvée dans toutes les études. Par exemple, une étude japonaise n'a pas montré de différence de taux de BPA dans les échantillons d'urine de femmes atteintes d'endométriose *versus* le groupe sans endométriose [14]. Mais il s'agit de concentrations dans les urines. Le bisphénol étant stocké dans le tissu adipeux (les polluants sont généralement lipophiles), il est probable que les taux urinaires ne reflètent pas réellement le degré d'intoxication…

L'exposition au bisphénol A est aussi, et certainement, un problème d'exposition *in utero*. Cette piste a été confirmée par une étude animale. On retrouve du tissu de type endométriose chez des souris exposées à du BPA lors des jours 1 à 7 de gestation [15].

Depuis janvier 2015, le bisphénol A est interdit en France dans tous les contenants alimentaires (il fut d'abord interdit dans les biberons puis l'interdiction s'est généralisée). Mais voilà, il y a un hic : le bisphénol A est remplacé par d'autres types de bisphénols (S, F...). C'est un peu substituer la peste par le choléra car ces derniers sont probablement tout aussi toxiques. De plus nous n'avons ni le recul ni les connaissances scientifiques suffisantes pour leur utilisation...

Phtalates

Les phtalates sont des produits plastifiants. Ils sont incorporés aux plastiques (PVC) pour les rendre mous et malléables. On en retrouve de très grandes quantités dans le film étirable (film alimentaire). Il s'agit une fois de plus, et on s'en serait douter, de perturbateurs endocriniens.

Une étude a montré une association entre les taux de phtalates, plus précisément de MEHP ou mono-(2-ethyl-5-hexyl) phtalate, dans les urines et le risque d'endométriose. Plus le taux est bas, plus le risque d'endométriose diminue [15]. D'autres études ont montré un lien semblable [16]. Les emballages alimentaires pourraient bien avoir une incidence sur la maladie, ou tout au moins faire partie des facteurs causals.

L'exposition aux phtalates se fait principalement *via* l'alimentation. Les aliments qui en contiennent le plus sont la viande (y compris la volaille), les produits laitiers, le beurre et la crème. Cette contamination peut se faire *via* le plastique qui recouvre les barquettes (de viande, de fromage, etc.), mais pas seulement : il a été démontré, pour le lait et les graisses laitières, que les machines de traite automatique des vaches, sont une source importante de phtalates (*via* les tubulures qui recueillent le lait) [17].

En pratique

Comment repérer les récipients qui contiennent des bisphénols ou des phtalates ?
Il suffit de repérer un petit symbole en forme de triangle (cycle de recyclage avec des flèches tournantes, appelé ruban de Möbius). Si vous y lisez les chiffres « 3 », « 6 » ou « 7 », alors il y a des bisphénols et/ou des phtalates.

Les chiffres « 1 », « 2 », « 4 » et « 5 » sont un peu plus sûrs.

Les gobelets plastiques à la machine à café ?

Généralement on peut y lire le chiffre « 6 ». Eviter ces machines et emporter sa propre tasse en porcelaine au travail par exemple.

Les boîtes plastiques pour stocker les aliments ?

- Ne jamais chauffer d'aliments dans une boite en plastique au four à micro-ondes (même si le fabricant de la boîte dit que l'on peut le faire). Le plastique peut se dépolymériser et relarguer des perturbateurs endocriniens dans les aliments.
- Remplacez tout simplement ces boîtes par des récipients en verre. Notez que si pour le stockage (et pas le réchauffage) le couvercle est en plastique cela ne pose pas de problème car il ne touche pas l'aliment.

Le film alimentaire :

- Ne jamais faire chauffer de film alimentaire (vapeur, micro-ondes, etc.).
- Ne jamais faire toucher le film alimentaire aux aliments, particulièrement s'ils sont gras (ex : ne pas emballer un morceau de fromage dans du cellophane).
- Abandonner tout simplement l'usage du film étirable et stocker les aliments dans des boîtes de verre !

Contenants métalliques :

- Eviter les canettes, qui de toute façon contiennent des boissons pleines de sucre ! (voir chapitre sur le sucre).
- Eviter les boîtes de conserves métalliques quand cela est possible. Préférer les bocaux de verre.

Et les boîtes de sardines ?

Les oméga-3 sont importants pour l'endométriose, nous le verrons plus loin. Les boîtes de sardines constituent un moyen très pratique et efficace pour obtenir les précieux oméga-3. Il y a probablement d'autres types de bisphénols dans la résine époxyde du revêtement intérieur de la boîte... Si on en consomme tant pis, tout ne peut pas être parfait. Dans la mesure du possible acheter les sardines fraîches et les cuire soi-même afin d'éviter l'exposition.

PFOA

L'acide perfluorooctanoïque (APFO ou PFOA en anglais) est un composé perfluoré qui est utilisé dans le revêtement antiadhésif des poêles et casseroles ou autres ustensiles de cuisine. C'est le fameux Téflon®. En plus de perturber le fonctionnement thyroïdien, le PFOA se comporte comme un puissant xéno-œstrogène [18].

Une étude a montré que les taux sanguins de deux composés perfluorés (le PFOA et le PFNA ou acide perfluorononanoïque) étaient statistiquement associés au diagnostic d'endométriose [19].

Actuellement, théoriquement, les industriels n'utilisent plus le PFOA. Mais il est important, et cela est valable pour tout le monde, de renouveler sa batterie de casseroles si elles sont en Téflon®.

En pratique

- Jeter les ustensiles de cuisine en Téflon® ancienne génération. Malheureusement cela pollue aussi l'environnement...
- Acheter de nouvelles poêles et casseroles garanties sans PFOA.
- Il est possible d'opter pour l'inox 18/10 sans revêtement pour les cuissons à grande eau, à l'étouffée et à la vapeur.
- Pour le reste, on peut choisir la céramique.

Pesticides

Le terme « pesticide » est utilisé pour les différents produits phytosanitaires qui visent à éradiquer les mauvaises herbes, les insectes, les champignons microscopiques et divers parasites. On les connait comme étant de potentiels cancérigènes mais ce sont aussi des perturbateurs endocriniens.

Une étude italienne a montré une association entre les taux sériques de certains PCB, ainsi que du DDE (dichlorodiphényldichloroéthylène), **un pesticide organochloré**, et le risque d'endométriose [20]. Une étude cas-témoins a établi que des concentrations sanguines plus élevées en lindane (HCH), un insecticide organochloré, augmente de 1,7 fois le risque d'endométriose (femmes ayant le taux le plus élevé *versus* les femmes ayant le taux le plus bas, en 3 strates ou tertiles) [21]. Une autre étude est arrivée à la même conclusion [22] et une autre a montré un risque 5,3 fois plus élevé pour un produit fongicide [23] !

En pratique

Tous les fruits et légumes ne sont pas traités de la même façon aux pesticides.

Chaque année un classement des fruits et légumes les plus traités (et les moins traités) est établi. Les données ci-dessous sont issues de la PAnEurope

(Pesticide Action Network Europe). Ont été rajoutées celles de l'EWG (Environemental Working Group), USA, la fameuse « Dirty Dozen » (*). Les fruits et légumes suivis du signe * ne devraient en théorie concerner que les Etats-Unis…

Légumes à acheter impérativement biologiques ! ☹ Car particulièrement traités aux pesticides	Carottes Céleri Chou frisé Laitue Poivron Epinards * Tomates * Tomates-cerises * Concombres *
Fruits à acheter impérativement biologiques ! ☹ Car particulièrement traités aux pesticides	Cerises Fraises Nectarines Pêches Poires Pommes Raisin
Légumes qui peuvent être achetés en conventionnel (non bio) ☺ Car pas ou peu traités	Asperges Aubergine Brocoli Choux (sauf le chou frisé) Maïs Oignon Patate douce Petits pois
Fruits qui peuvent être achetés en conventionnel (non bio) ☺ Car pas ou peu traités	Ananas Avocat Kiwi Mangue Papaye Pastèque

Cette liste étant remise à jour chaque année, n'hésitez pas à faire des recherches sur le net pour des données actualisées.

Pour aller plus loin

Le HCB (hexachlorobenzène, un fongicide) est un ligand des récepteurs AhR. Il fut interdit mais reste persistant dans l'environnement (POP). *In vitro*, dans des cellules endométriales, il augmente l'expression et l'activité des MMP-2 et MMP-9, ainsi que de la COX-2, enzyme permettant la formation de la prostaglandine hautement inflammatoire PGE2 [24]. Tous ces éléments peuvent être impliqués dans la physiopathologie de l'endométriose.

Une autre étude *in vitro* a montré que sur 49 pesticides testés 15 étaient des agonistes des récepteurs aux œstrogènes (ERα, et quelques-uns des récepteurs ERβ) [25].

Conclusion

Il est difficile d'évaluer l'exposition *in utero*, dans l'enfance et à l'âge adulte à ces différents types de polluants, et donc d'en tirer des conclusions vis-à-vis de l'endométriose [26]. En revanche, chez l'animal il est maintenant établi que l'exposition *in utero* à des plastifiants tels que le BPA peut conduire à des maladies liées aux œstrogènes (dont l'endométriose) après l'adolescence [27]. Bien que des études soient encore requises chez l'humain, il est plus que raisonnable de penser que ces substances produites par l'homme soient impliquées dans la genèse de l'endométriose. Le mal est probablement déjà fait mais les éviter dès à présent reste quand même un enjeu important. Le principe de précaution s'impose…

Références

1. Golden RJ, Noller KL, Titus-Ernstoff L, Kaufman RH, Mittendorf R, Stillman R, Reese EA. Environmental endocrine modulators and human health : an assessment of the biological evidence. Crit. Rev. Toxicol. 1998 Mar. ; 28(2): 109-227.
2. Potera C. Women's Health : Endometriosis and PCB Exposure. Environ. Health Perspect. 2006 Jul. ; 114(7): A404.
3. Bruner-Tran KL, Osteen KG. Dioxin-like PCBs and endometriosis. Syst. Biol. Reprod. Med. 2010 Apr. ; 56(2): 132-46.
4. Organisation Mondiale de la Santé. Les dioxines et leurs effets sur la santé. Aide-mémoire N° 225. Mai 2014 : http ://www.who.int/mediacentre/factsheets/fs225/fr/
5. Bois FY, Eskenazi B. Possible risk of endometriosis for Seveso, Italy, residents : an assessment of exposure to dioxin. Environ. Health Perspect. 1994 May ; 102(5): 476-7.
6. Parazzini F, Chiaffarino F, Surace M, Chatenoud L, Cipriani S, Chiantera V, Benzi G, Fedele L. Selected food intake and risk of endometriosis. Hum. Reprod. 2004 Aug. ; 19(8): 1755-9.
7. Ballweg ML. Selected food intake and risk of endometriosis. Hum. Reprod. 2005 Jan. ; 20(1): 312-3 ; author reply 313.
8. Bruner-Tran KL, Yeaman GR, Crispens MA, Igarashi TM, Osteen KG. Dioxin may promote inflammation-related development of endometriosis. Fertil. Steril. 2008 May ; 89(5 Suppl): 1287-98.
9. Yu J, Wang Y, Zhou WH, Wang L, He YY, Li DJ. Combination of estrogen and dioxin is involved in the pathogenesis of endometriosis by promoting chemokine secretion and invasion of endometrial stromal cells. Hum. Reprod. 2008 Jul. ; 23(7): 1614-26.
10. Cai LY, Izumi S, Suzuki T, Goya K, Nakamura E, Sugiyama T, Kobayashi H. Dioxins in ascites and serum of women with endometriosis : a pilot study. Hum. Reprod. 2011 Jan. ; 26(1): 117-26.
11. Upson K, Sathyanarayana S, De Roos AJ, Koch HM, Scholes D, Holt VL. A population-based case-control study of urinary bisphenol A concentrations and risk of endometriosis. Hum. Reprod. 2014 Nov. ; 29(11): 2457-64.
12. Cobellis L, Colacurci N, Trabucco E, Carpentiero C, Grumetto L. Measurement of bisphenol A and bisphenol B levels in human blood sera from healthy and endometriotic women. Biomed. Chromatogr. 2009 Nov. ; 23(11): 1186-90.
13. République française. Site officiel de l'administration française. Bisphénol A : confirmation de l'interdiction sur tous les contenants alimentaires au 1er janvier 2015. https ://www.service-public.fr/particuliers/actualites/003099

14. Itoh H, Iwasaki M, Hanaoka T, Sasaki H, Tanaka T, Tsugane S. Urinary bisphenol-A concentration in infertile Japanese women and its association with endometriosis: A cross-sectional study. Environ. Health Prev. Med. 2007 Nov.; 12(6): 258-64.

15. Upson K, Sathyanarayana S, De Roos AJ, Thompson ML, Scholes D, Dills R, Holt VL. Phthalates and risk of endometriosis. Environ. Res. 2013 Oct.; 126: 91-7.

16. Buck Louis GM, Peterson CM, Chen Z, Croughan M, Sundaram R, Stanford J, Varner MW, Kennedy A, Giudice L, Fujimoto VY, Sun L, Wang L, Guo Y,Kannan K. Bisphenol A and phthalates and endometriosis: the Endometriosis: Natural History, Diagnosis and Outcomes Study. Fertil. Steril. 2013 Jul.; 100(1): 162-9.e1-2.

17. Castle L, Gilbert J, Eklund T. Migration of plasticizer from poly(vinyl chloride) milk tubing. Food Addit. Contam. 1990 Sep.-Oct.; 7(5): 591-6.

18. Mouton G. Introduction à la médecine fonctionnelle. 2014 Editions Medicatrix (Marco Pietteur).

19. Louis GM, Peterson CM, Chen Z, Hediger ML, Croughan MS, Sundaram R, Stanford JB, Fujimoto VY, Varner MW, Giudice LC, Kennedy A, Sun L, Wu Q, Kannan K. Perfluorochemicals and endometriosis: the ENDO study. Epidemiology 2012 Nov.; 23(6): 799-805.

20. Porpora MG, Medda E, Abballe A, Bolli S, De Angelis I, di Domenico A, Ferro A, Ingelido AM, Maggi A, Panici PB, De Felip E. Endometriosis and organochlorinated environmental pollutants: a case-control study on Italian women of reproductive age. Environ. Health Perspect. 2009 Jul.; 117(7): 1070-5.

21. Upson K, De Roos AJ, Thompson ML, Sathyanarayana S, Scholes D, Barr DB, Holt VL. Organochlorine pesticides and risk of endometriosis: findings from a population-based case-control study. Environ. Health Perspect. 2013 Nov.-Dec.; 121(11-12): 1319-24.

22. Buck Louis GM, Chen Z, Peterson CM, Hediger ML, Croughan MS, Sundaram R, Stanford JB, Varner MW, Fujimoto VY, Giudice LC, Trumble A, Parsons PJ,Kannan K. Persistent lipophilic environmental chemicals and endometriosis: the ENDO Study. Environ. Health Perspect. 2012 Jun.; 120(6): 811-6.

23. Cooney MA, Buck Louis GM, Hediger ML, Vexler A, Kostyniak PJ. Organochlorine pesticides and endometriosis. Reprod. Toxicol. 2011 Jul.; 32(1): 145.

24. Chiappini F, Bastón JI, Vaccarezza A, Singla JJ, Pontillo C, Miret N, Farina M, Meresman G, Randi A. Enhanced cyclooxygenase-2 expression levels and metalloproteinase 2 and 9 activation by Hexachlorobenzene in human endometrial stromal cells. Biochem. Pharmacol. 2016 Jun. 1; 109: 91-104.

25. Lemaire G, Mnif W, Mauvais P, Balaguer P, Rahmani R. Activation of alpha- and beta-estrogen receptors by persistent pesticides in reporter cell lines. Life Sci. 2006 Aug. 15; 79(12): 1160-9.

26. Bellelis P, Podgaec S, Simões M Abrão. Environmental factors and endometriosis. Rev. Assoc. Med. Bras. 2011; 57(4): 448-452.

27. Jorgensen EM, Alderman MH,Taylor HS. Preferential epigenetic programming of estrogen response after *in utero* xenoestrogen (bisphenol-A) exposure. The FASEB Journal 2016 May.

Chapitre 3

INVENTAIRE DES CONNAISSANCES SUR LA NUTRITION ET L'ENDOMÉTRIOSE

Nous disposons à l'heure actuelle de très peu d'études sur le lien entre aliments (ou boissons) et endométriose ; une dizaine tout au plus. Il existe néanmoins des études *in vitro* (sur des cellules endométriales) et d'autres sur l'animal (rat). Pour ces deux dernières, il est difficile, voire délicat, d'extrapoler les résultats.

Pour bien comprendre : les différents types d'études

Toutes les études n'ont pas le même niveau de preuve. En ce qui concerne l'endométriose nous disposons surtout d'études d'observation (études épidémiologiques). Malheureusement ce type d'études ne permet pas de de conclure à un lien de causalité (par exemple entre l'aliment et l'endométriose). Cela permet seulement de déterminer une corrélation. Par ailleurs cela n'exclut pas une grande incidence de l'alimentation (d'un aliment, d'un nutriment ou d'un toxique) sur la maladie. Le fait de donner une conclusion ferme en l'absence d'études de plus haut niveau de preuve est hasardeux.

Les essais cliniques randomisés contrôlés (RCT en anglais : Randomized Clinical trials) constituent le «Gold Standard» en recherche. Malheureusement, sur le plan de la nutrition, ce type d'étude fait cruellement défaut pour l'endométriose.

Le fardeau de la preuve

Avant que des recommandations nutritionnelles soient émises et confirmées pour une maladie donnée, il faut accumuler beaucoup de preuves. C'est le fardeau de la preuve. En effet, il faut compiler de nombreux essais cliniques randomisés, des méta-analyses (voir explications plus loin) avant d'écrire et diffuser des recommandations officielles.

Pour l'endométriose, il n'y a actuellement pas de recommandations nutritionnelles officielles. Mais pourquoi attendre alors que nous avons déjà des éléments disponibles ? En effet une nutrition équilibrée et bien pensée ne peut pas nuire, au contraire.

Les différents types d'études

Comme nous l'avons vu elles n'ont pas toutes la même force, le même taux de preuve. Voici un schéma qui permet de mieux comprendre le niveau de validité des études :

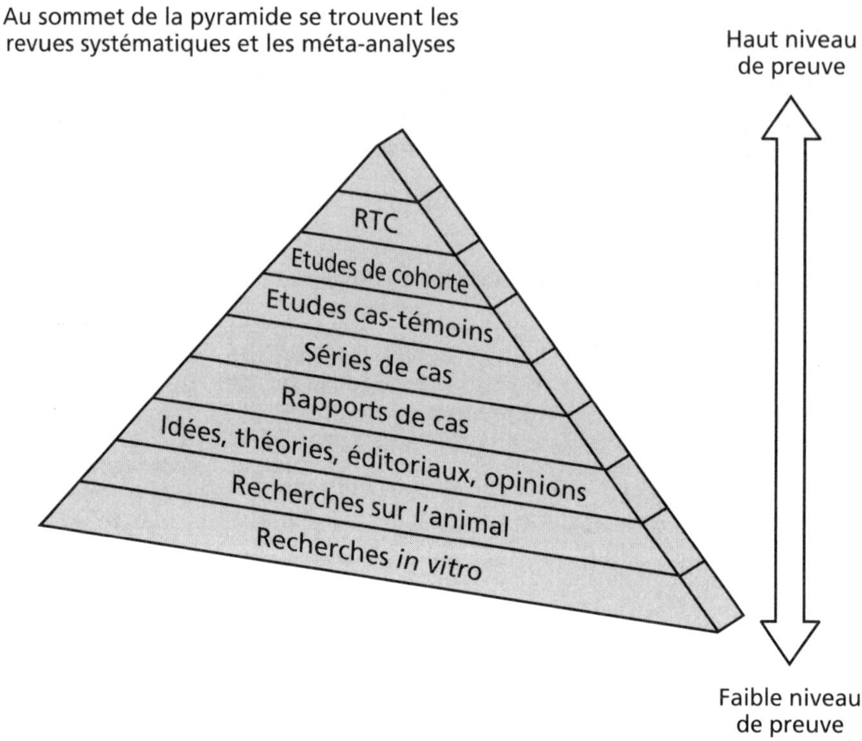

Le RCT ou essai clinique randomisé (participants répartis au hasard) contrôlé (avec groupe témoin) est une étude d'intervention, **permettant de conclure sur un lien de causalité.**

Les études de cohortes et les études cas-témoins sont des études d'observation. **Ces dernières permettent de conclure sur une corrélation** (positive ou négative).

Nous voyons que tout en bas de la pyramide se trouvent les études *in vitro*. Elles permettent de **comprendre la physiopathologie de la maladie, au niveau cellulaire.** Mais les résultats ne peuvent pas nécessairement être extrapolés à un organisme tout entier…

Données disponibles sur la nutrition et l'endométriose

Voyons maintenant ce que nous avons comme éléments. Certains détails des études seront abordés dans les encadrés «Pour aller plus loin».

Légumes verts

Nous savons qu'un régime très végétal est bénéfique en prévention de nombreuses maladies. Qu'en est-il pour l'endométriose ? Nous disposons de quelques petits éléments qui confirment une fois de plus que le végétal a tout bon !

L'analyse de deux études cas-témoins de Parazzini (chercheur à l'Université de Milan, département de gynécologie-obstétrique) a montré que la consommation de légumes verts était très protectrice : en effet les femmes qui consommait le plus de légumes verts comparativement à celles qui en consommaient le moins, avait un risque de développer de l'endométriose très significativement réduit [1]. C'est apparemment la seule étude qui a pu faire ressortir une corrélation inverse.

En pratique

Sans prendre aucun risque, on peut encourager une large consommation de légumes verts.

Notez qu'en diététique le terme «vert» ne se réfère pas à la couleur du légume mais à son appartenance à la catégorie «légumes fibreux» et non à celle des «légumes secs» ou des «légumes riches en amidon».

Plus précisément, dans cette étude, les légumes verts évalués dans les questionnaires étaient ceux les plus présents dans l'alimentation italienne : les épinards et autres légumes à feuilles vertes, les crucifères (famille des choux), les salades, les courgettes et les artichauts. Il est probable que les légumes dans leur ensemble soient protecteurs, qu'ils soient de couleur verte (chlorophylle) ou bien d'autres couleurs (pigments protecteurs, nous le verrons plus loin).

Pour aller plus loin

Odds ratios (OR) pour les légumes verts dans l'étude de Parazzini [1]:

Tertile supérieur (≥13 portions de légumes verts/semaine) *versus* tertile inférieur (0 à 6 portions/semaine): OR = 0,3 ; IC95 % (0,2-0,5); P = 0,0001.

Fruits

Cette même étude italienne expose aussi une baisse significative du risque de développer de l'endométriose quand on compare les plus grosses mangeuses de fruits *versus* celles qui en mangent le moins [1]. Seulement voilà, une autre étude a montré le contraire... La Women's Risk of Endometriosis study est une étude cas-témoins réalisée à Washington aux États-Unis. Les chercheurs ont noté que 2 portions de fruits et plus par jour étaient associées à un risque statistiquement plus élevé [2]. Ils ont trouvé une association surprenante pour le bêta-carotène : celles qui en consommaient le plus avaient un risque augmenté comparativement à celles qui en consomme le moins (quartile inférieur).

Pour aller plus loin

Odds ratios pour les fruits frais (tous types) dans l'étude de Parazzini [1]:
Tertile supérieur (≥14 portions de fruits frais/semaine) *versus* tertile inférieur (≤6 portions/semaine): OR = 0,6 ; IC95 % (0,4-0,8); P = 0,002.

Alors que dans l'étude de Trabert [2] (Women's Risk of Endometriosis study)[2] :

Quartile supérieur (>2 portions de fruits/jour) vs quartile inférieur (<1 portion par jour): OR = 1,5 ; IC95 % (1,0-2,3); P = 0.04.
Et bêta-carotène (quartile sup. vs quartile inf.): OR = 1,6 ; IC95 % (1-2,5); P = 0,16.

En pratique

Cette étude (comme toutes les études d'observation) ne prouve pas qu'il y ait un lien de causalité entre les fruits et l'endométriose ; il ne faut pas paniquer ! C'est peut-être seulement le marqueur d'une exposition à autre chose, comme un toxique…

On peut dès lors se demander si ce ne sont pas les produits phytosanitaires (pesticides) largement utilisés pour les cultures de fruits qui sont en cause… D'autres polluants organiques persistants (POPs : dioxines, PCB) peuvent aussi s'accumuler dans les fruits, mais dans un degré moindre par rapport aux graisses animales (cela s'est vu dans le nord de l'Italie).

En attendant de nouvelles études, il n'y a pas lieu de réduire sa consommation de fruits. On sait qu'ils sont bénéfiques à la santé et qu'ils diminuent le risque de très nombreuses maladies métaboliques. On veillera à les choisir biologiques (pour plus d'informations se reporter au chapitre sur les perturbateurs endocriniens et plus particulièrement sur les pesticides).

Pour le bêta-carotène, c'est le même problème : il n'y a pas lieu de diminuer les carottes, les courges, les melons, les abricots et les patates douces qui en sont d'excellentes sources. Ils restent bons pour la santé pour différentes raisons.

On restera tout de même prudent avec les compléments alimentaires riches en β-carotène comme les préparations pour le bronzage, par principe de précaution.

Pour aller plus loin

Dans les études *in vitro* les caroténoïdes et le rétinol exerceraient un rôle préventif pour les cancers hormono-dépendants ER+. Les taux de β-carotène sont associés à des niveaux plus bas d'estradiol [4]…

Le cas du β-carotène est assez surprenant et nécessite de nouvelles recherches. Parazzini *et al.* n'avaient par exemple pas trouvé d'augmentation du risque pour les carottes [1]. Et pourtant nous savons que c'est l'un des légumes les plus traités aux pesticides…

Viande rouge et charcuterie

La viande rouge est un type d'aliment qui est couramment évité par les femmes atteintes d'endométriose et qui se penchent sur la nutrition. On retrouve ce conseil sur de nombreux sites internet dédiés à la maladie, dans les discussions sur les forums…

Qu'en est-il vraiment ? Dans l'étude italienne de Parazzini la viande de bœuf et les autres viandes rouges sont associées à une nette augmentation du risque ! Et le jambon n'est pas en reste [1]. Comme répété plusieurs fois plus haut, les études cas-témoins ne permettent pas de conclure en un lien de causalité. Cependant nous savons que la consommation de viande rouge pose d'autres problèmes de santé (ex : cancer du côlon). Donc la limiter est une action de bon sens pour la santé.

En ce qui concerne le jambon, il faut remettre cette étude dans son contexte : en Italie on consomme surtout du jambon cru. Peut-être que la mortadelle est aussi comprise dans le questionnaire alimentaire qu'avaient rempli les participantes… On ne peut donc pas savoir si pour le jambon blanc (maigre) on retrouverait une telle association. Si l'aliment avait bel et bien une incidence sur la maladie, seraient-ce le fer pro-oxydant, les protéines animales pro-inflammatoires, la propension à fixer les POPs, le sel ou autre chose en cause ? Nul ne le sait ; d'autres études sont requises. Mais à l'instar des viandes rouges la charcuterie n'est pas une bonne chose pour la santé. En prévention des cancers le WRCF (World Cancer Research Fund) conseille de ne consommer aucune charcuterie. Donc éliminer la charcuterie (ou la limiter fortement) parait aussi, pour différentes raisons peut-être, tout à fait justifié.

En pratique

- Eviter/limiter fortement la viande rouge.
- Eviter/limiter fortement les charcuteries.

Si le statut en fer est préoccupant (anémie par carence en fer) d'autres sources sont possibles : les viandes blanches et le poisson mais aussi des végétaux comme les haricots secs, les lentilles, les pois chiches, le quinoa, le millet, les pistaches… On pourra aussi utiliser la spiruline.

Lait et produits laitiers

C'est un autre groupe d'aliments qui est généralement considéré comme « dangereux » pour l'endométriose. Certaines femmes les retirent de leur alimentation, d'autres substituent les produits de vache par les équivalents de chèvre et brebis. Nous allons voir que les études sur les produits laitiers sont surprenantes car elles ne montrent pas de corrélation inquiétante, au contraire. Mais cela ne veut pas dire que les produits laitiers soient innocents. Le problème est assez complexe. Essayons d'y voir un peu plus clair :

L'étude italienne n'a pas montré de corrélation statistiquement significative pour le lait et le fromage [1].

Les travaux de Trabert et collaborateurs sur la Women's Risk of Endometriosis study montrent une association tout à fait inattendue : la consommation de 2 portions de produits laitiers par jour est associée à une baisse du risque comparativement à 1 portion ou moins. Au-delà de 2 portions/jour le risque est toujours réduit mais l'association n'est plus statistiquement significative (pour plus de 2 portions cette supposition n'est plus fiable) [2].

Une autre étude a établi le lien entre produits laitiers et endométriose. Il s'agit de l'étude des infirmières (*Nurses' Health Study II*). Cette fois-ci il s'agit d'une étude de cohorte prospective. La validité est un peu meilleure que dans les études cas-témoins citées précédemment. Pour rappel, c'est une étude d'observation ; elle ne démontre pas de lien de causalité non plus, mais seulement une association statistique. Une fois de plus les résultats sont surprenants par rapport aux doutes émis sur les laitages : les femmes consommant plus de 3 portions de produits laitiers maigres par jour étaient 18 % moins susceptibles d'être diagnostiqués avec endométriose que celles qui déclaraient prendre 2 portions par jour [3]. Il est important de noter ici le terme «maigre» car la fraction grasse du lait pourrait constituer le problème, de par sa composition en acides gras et surtout sa propension à fixer les POPs (la lactation est un émonctoire pour les polluants comme la dioxine)…

Il convient donc d'interpréter ces résultats avec prudence. Les questionnaires de fréquence alimentaire utilisés dans ces études sont très imprécis et peuvent constituer un biais important. Ensuite comme toutes les études disponibles sur l'alimentation et l'endométriose sont de type observationnel, on ne peut pas donner de conclusion ferme.

Le lait est aussi une source d'hormones. Si des doutes subsistent sur l'assimilation des facteurs de croissance naturellement présents, nous savons que les œstrogènes sont bel et bien absorbés [17] (se reporter au chapitre 5 pour en savoir plus).

Enfin, il existe chez certaines personnes, des hypersensibilités aux protéines laitières qui pourraient augmenter l'inflammation au niveau intestinal et général (se reporter au chapitre 7 pour en savoir plus).

Pour aller plus loin

- *Women's Risk of Endometriosis study*

2 portions de produits laitiers par jour *versus* ≤1 : OR 0,6.
>2 portions par jour *versus* ≤1 : OR 0,7 (mais non significatif statistiquement).

- *Nurses' Health Study II*

3 portions de laitages maigres par jour *versus* 2 portions par jour :
risque relatif (RR): 0,82 ; IC95 % (0,71-095); P = 0,03.

En pratique

- Consommer des produits laitiers maigres afin d'éviter l'exposition à la dioxine et à d'autres perturbateurs endocriniens (utiles également pour limiter l'acide palmitique, l'acide arachidonique et les acides gras trans, nous le verrons plus loin).
- De filière biologique est un plus pour éviter l'exposition aux pesticides (et aux médicaments).
- Si, au niveau individuel, les produits laitiers induisent des douleurs, les écarter totalement.
- La substitution par des produits de chèvre ou brebis sera débattue dans le chapitre sur le régime anti-inflammatoire (attention chèvre et brebis fixent elles aussi les POPs et leurs produits contiennent aussi des acides gras potentiellement problématiques !).
- Par ailleurs il est tout à fait possible de ne consommer aucun produit laitier et de ne souffrir d'aucune carence (voir aux chapitres suivants).

Pour aller plus loin

Dans une lettre à l'éditeur, l'étude de Parazzini *et al.* a été commentée. Parce que Milan est proche de Seveso, les femmes enrôlées dans l'étude ont pu subir les conséquences de cette catastrophe intervenue 10 à 20 ans plus tôt plus tôt (1976 - les données utilisées par Parazzini *et al.* venaient de deux études de 1984 à 1999). Il est important de rappeler que la dioxine est persistante dans l'environnement. Dans cette lettre rédigée par l'Endometriosis Association (USA) il est rappelé que les produits laitiers fixent énormément la dioxine [5]...

Il est aussi très difficile d'extrapoler les résultats d'études d'un pays à l'autre, surtout quand on compare l'Europe et les Etats-Unis. Donc mettre en commun les résultats de l'étude italienne et de l'étude étasunienne est un exercice périlleux.

Et les hormones naturellement présentes dans le lait ?

Le lait contient bel et bien des hormones :

(tableau d'après Malekinejad H. et Rezabakhsh A. [6])

Hormones	Concentrations
Prolacin	15.4 (+- 1)
IGF-1	4 (+- 1)
PGE2	2.4 (+- 0.3)
PGF2α	2 (+-0.5)
TXB2	1 (+-0.5)
Corticosteroids	14 (+- 4)
Testosterone	0.09 (+- 0.03)
5α-esteroids	3 (+-1)
Progesterone	12 (+- 2)
Esterone	0.13
17β-estradiol	0.02
Esteriol	0.027 (+-0.01)

Les facteurs de croissance sont probablement détruits dans le tube digestif [7], mais apparemment pas les hormones sexuelles (œstrogènes et progestérone) qui sont absorbées [17]...

Graisses

Longtemps diabolisées les graisses ont retrouvé leurs lettres de noblesse ces dernières années. Dans le cas de l'endométriose, nous verrons que le choix des lipides alimentaires est d'une importance capitale.

L'étude cas-témoins *Women's Risk of Endometriosis study* nous apporte un premier point très intéressant : les femmes qui consomment le plus de gras ont un risque réduit (association statistique) comparativement à celles qui en consomment le moins ! [2]. Cette étude montre que n'importe quel type de gras, que ce soient des acides gras saturés, des acides gras trans, est associé à une baisse du risque. Ces résultats semblent cependant totalement incohérents au vu d'une autre étude qui a particulièrement évaluer l'impact des acides gras dans le risque d'endométriose.

En pratique

La quantité de gras ne semble pas poser de problème, au contraire. Donc ne pas faire de restriction sur les lipides, mais bien les choisir !

Missmer et collaborateurs (Boston, USA) ont utilisé les données statistiques d'une très grosse étude (cohorte prospective), l'Etude des infirmières (Nurses' Health Study II) qui avait débuté en 1989 [8]. Ici ce sont les graisses alimentaires qui ont été scrutées, c'est-à-dire le type de graisses consommées par les femmes diagnostiquées avec endométriose par laparoscopie *versus* le gras consommé par le groupe contrôle, à savoir les femmes sans endométriose.

Gras total :

Pas d'association significative entre la totalité de graisses alimentaires et le risque d'endométriose, mais des différences très importantes selon le type d'acides gras.

Gras animal :

Les femmes qui consomment le plus de gras animal (*versus* celles qui en consomment le moins) ont un risque augmenté de 20 % (calculé à partir du risque relatif). Une fois de plus, il est important de rappeler que le gras animal fixe beaucoup la dioxine et les autres POPs.

Oméga-3 à longue chaîne :

Les plus grandes consommatrices d'oméga-3 à longue chaîne (EPA & DHA que l'on retrouve principalement dans les poissons gras) ont un risque d'être diagnostiquées avec endométriose réduit de 22 % (calcul RR). Nous le verrons plus loin ces acides gras ont un effet anti-inflammatoire très puissant, ce qui peut expliquer leur rôle protecteur.

Acides gras *trans*:

Pour les plus grandes consommatrices d'acides gras *trans* (quintile supérieur vs quintile inférieur) le risque augmente de 48 %! Dans cette étude les acides gras *trans* proviennent des produits industriels principalement: fritures, margarine à base d'huiles hydrogénées et crackers pour 78 % du total des acides gras *trans* (le reste peut provenir des graisses laitières qui contienne naturellement ce type d'acides gras).On peut donc déjà en déduire que les acides gras *trans* industriels semblent particulièrement délétères pour l'endométriose.

Acides gras mono-insaturés et saturés:

L'acide oléique (mono-insaturé, oméga-9) et les acides myristique et stéarique (acides gras saturés) ne sont pas associés à une augmentation du risque. Par contre l'acide palmitique est corrélé à une augmentation significative du risque: +52 %! On retrouve cet acide gras, comme son nom l'indique, dans l'huile de palme, mais aussi à hauteur d'environ 20 à 25 % dans toutes les graisses animales.

En pratique

- Réduire sa consommation de gras animal au profit de gras végétal (se reporter aux bases du régime anti-inflammatoire au chapitre suivant car il y a beaucoup de subtilités).
- Consommer des sources d'EPA et DHA (oméga-3 longue chaîne): poissons gras tels que saumon, maquereau, sardine (SMS !), hareng, anchois, truite.
- Ne pas surconsommer pour autant des poissons gras car ils contiennent des PCB et de la dioxine, ainsi que des métaux lourds. Les petits poissons gras (sardines & maquereaux) sont préférables aux poissons prédateurs plus gros.
- Des œufs de filière oméga-3 (poules nourries aux graines de lin): œufs Bleu-Blanc-Cœur® pour la France et Columbus® pour la Belgique.
- Eviter les aliments frits: frites, beignets, viandes et poissons panés, nuggets, etc. (acides gras *trans*).
- Utiliser des modes de cuisson douce sans matière grasse, car certaines huiles portées à haute température peuvent générer des acides gras *trans* (plus d'autres produits nocifs comme les peroxydes et l'acroléine).

- Si on utilise de l'huile pour cuire, on peut chauffer l'huile d'olive jusqu'à 140°C (se décompose en produits toxiques à 180°C) ou de l'huile de tournesol oléique oméga-9 (huile pour friture 100% tournesol oléique Emile Noël® ou huile friture + poêlées Bioplanète®). Remarque importante : utiliser ces huiles pour des cuissons à température modérée, pas nécessairement pour faire des fritures ! Attention il ne s'agit pas de tournesol classique (oméga-6), qui lui, est nocif en cuisson ! En France, seules ces deux marques proposent des huiles 100 % tournesol oléique. **Les autres contiennent du tournesol linoléique (oméga-6), qu'il ne faut pas utiliser !**
- Remplacer le beurre dans les pâtisseries par de l'huile de coco, qui bien que riche en acides gras saturés, est faible en acide palmitique.

Pour aller plus loin

Que sont les acides gras trans ?

Ce sont des acides gras insaturés dont la conformation spatiale (leur forme dans l'espace) est inversé par rapport aux acides gras normaux de type cis. Ils ont ainsi une structure droite et rigide. Dans l'organisme,ils augmentent l'inflammation [9]. Les acides *gras trans* industriels sont associés à de nombreuses maladies métaboliques : obésité, diabète type 2, maladies cardiovasculaires et cancers.

D'où viennent les acides gras *trans* ?

- Origine industrielle : huiles partiellement hydrogénées (à noter que les graisses entièrement hydrogénées sont aussi très mauvaises pour la santé).
- Origine laitière : les graisses laitières contiennent naturellement des acides gras trans, qu'elles soient issues de lait de vache, de chèvre ou de brebis. Il y en a aussi un peu dans la viande de tous les ruminants (les acides gras *trans* des ruminants sont peut-être moins nocifs que les *trans* industriels, mais cela reste à prouver dans l'endométriose…).
- Cuisson : la cuisson des huiles peut mener à la formation d'acides gras *trans*. Les fritures contiennent par exemple une quantité non négligeable de ces acides gras.

Pour éviter totalement les acides gras *trans,* il convient alors d'éviter les produits industriels contenant des huiles hydrogénées, d'éviter les graisses laitières (beurre, crème, fromage, laitages non écrémés) et de ne pas cuire les huiles sensibles (ajouter les matières grasses après cuisson).

L'acide palmitique (acide gras saturé à 16 carbones) dans les aliments :

Aliment	Quantité d'acide palmitique (g/100g) [10]
Huile de palme	43,5
Beurre clarifié (ghee)	26,1
Beurre de cacao	26
Graisse de canard	24,7
Graisse de porc (saindoux)	23,8

Lard	23,6
Graisse de bœuf (suif)	23,4
Beurre 82 % MG	21,7
Graisse d'oie	20,6
Chocolat noir à 70 % de cacao	10,8
Huile d'olive	10,4
Crème entière fluide 30 % MG	9,98
Huile de coco	8,4
Huile de sésame	8,4
Huile de macadamia	8,3
Huile de chanvre	6,2
Huile de lin	6
Huile de cameline	5,4
Huile de colza (canola)	4,2

NB : le beurre de cacao contient plus d'acide stéarique que de palmitique.

Vitamines *via* les aliments et les suppléments

L'étude des infirmières (*Nurses' Health Study II*) a aussi été utilisée pour définir les corrélations entre apports alimentaires de vitamines, compléments de multivitamines, et endométriose [11].

En comparant les apports les plus importants (quintile supérieur) aux apports les plus faibles (quintile inférieur) le risque d'endométriose diminue de :

- 16 % pour la vitamine B1 (thiamine).
- 21 % pour la vitamine B9 (folates).
- 19 % pour la vitamine C (acide ascorbique).
- 30 % pour la vitamine E (tocophérols).

Cette baisse du risque n'a cependant été remarquée que pour les apports alimentaires (vitamines naturellement présentes dans l'alimentation). La prise de compléments alimentaires à base de vitamines n'a pas d'effet préventif.

Les auteurs concluent que l'effet protecteur n'est pas dû aux vitamines elles-mêmes. Elles ne sont que les marqueurs de la consommation d'aliments riches en vitamines, qui dans leur globalité peuvent avoir un effet protecteur (grâce à d'autres paramètres nutritionnels présents dans ces aliments).

En pratique

Consommer des aliments riches en vitamine B1 :
- Levure de bière.
- Germe de blé (gluten).
- Purée de noisette 100 % (sans sucre ni quoi que ce soit d'autre ajouté).
- Beurre de cacahuète 100 % (sans sucre ni huile de palme).
- Noix de macadamia.

Consommer des aliments riches en folates :
- Epinards.
- Marrons, châtaignes.
- Melon.
- Haricots secs et pois chiches.
- Brocoli et chou-fleur
- Fraise.
- Levure de bière.
- Œufs de filière oméga-3 (Bleu-Blanc-Cœur®, Columbus®).
- Poireau et asperges.
- Mâche.
- Petits pois.

NB : le foie est souvent préconisé pour l'apport de vitamine B9. Mais c'est un organe qui accumule les polluants (POPs)… Donc à éviter/limiter.

Consommer des aliments riches en vitamine C :
- Kiwi.
- Agrumes : orange, citron (excepté pamplemousse, voir chapitre 5).
- Poivrons (surtout poivron rouge).
- Litchi.
- Fruits rouges.
- Choux.

Consommer des aliments riches en vitamine E :
- Huiles de germe de blé, de noisette, de cameline et de colza.
- Purée d'amandes 100 % (sans sucre ajouté).
- Germe de blé.
- Noisettes.

NB : l'huile de tournesol est souvent préconisée pour l'apport en vitamine E. Ce n'est pas un bon choix car le tournesol classique (linoléique) est trop riche en oméga-6 (voir chapitre sur le régime anti-inflammatoire). Néanmoins, l'huile de tournesol oléique (oméga-9) est correcte.

Gluten

On entend beaucoup parler du gluten ces dernières années. Le régime sans gluten est, selon certains auteurs, devenu une mode. Mais est-ce vraiment une lubie ou un réel problème de santé publique ? Essayons d'y voir un peu plus clair, d'autant plus que l'intolérance au gluten et l'endométriose semblent être étrangement liés...

Le gluten est une protéine (fraction protéique insoluble), ou plus précisément un ensemble de protéines, que l'on retrouve dans certaines céréales : gliadine et gluténine dans le blé, sécaline dans le seigle et hordéine dans l'orge. Il s'agit d'une substance visqueuse et collante comme de la glue, d'où son nom.

Pour repérer les céréales à gluten on utilisait auparavant l'acronyme **SABOT** : **S**eigle, **A**voine, **B**lé, **O**rge, **T**riticale (hybride blé-seigle), auquel on ajoutait l'épeautre (petit et grand), ainsi que le kamut (blé de Khorasan). Aujourd'hui on considère que l'avoine ne contient pas de gluten car l'avénine qu'elle contient est un gluten faiblement toxique (moins toxique que la gliadine du blé). Certaines personnes atteintes de maladie cœliaque peuvent en consommer des petites quantités à condition que l'avoine ne soit pas contaminée par du blé (<20 ppm), et avec la plus grande prudence.

Ce que l'on appelle communément «intolérance au gluten» est la maladie cœliaque, une maladie chronique intestinale avec réaction immunitaire (type maladie auto-immune), inflammation et destruction des villosités intestinales. Elle peut entrainer différents problèmes de santé comme la diarrhée, l'anémie, la fatigue (dues à des malabsorptions), des douleurs articulaires, de la dépression et d'autres problèmes neuropsychiatriques. Le régime sans gluten doit être suivi à vie afin d'éviter de graves problèmes de santé, qui peuvent aller jusqu'au cancer (lymphome). Cette maladie est bien identifiée et il existe des examens pour son diagnostic. Mais dernièrement une nouvelle entité est apparue : l'hypersensibilité au gluten non cœliaque. Elle reste cependant controversée dans la communauté scientifique. Elle pourrait concerner une plus grande partie de la population. Les personnes qui en sont atteintes rapportent une amélioration de leur état général à l'arrêt du gluten, et bien sûr une réapparition de leurs symptômes, qui peuvent être divers et variés, à sa réintroduction.

Il existe un lien troublant entre la maladie cœliaque et l'endométriose. Certaines femmes sont traitées pour de l'endométriose (avec notamment problème d'infertilité) avant que le diagnostic de maladie cœliaque ne tombe [12].

Le risque de développer de l'endométriose semble plus élevé chez les femmes cœliaques comparativement à la population féminine générale. C'est ce qu'a rapporté une étude suédoise sur plus de 11000 femmes cœliaques [13]. L'association entre les deux maladies est statistiquement la plus forte dans la première année suivant le diagnostic de la maladie cœliaque, probablement avant qu'un régime sans gluten ne soit suivi, réduisant le taux d'inflammation. Les deux maladies semblent partager des facteurs étiologiques (des causes communes). La maladie cœliaque est un grand vecteur d'inflammation pouvant aussi profiter à l'endométriose. Mais le plus troublant est l'association entre l'endométriose et différentes maladies auto-immunes [14]...

Une étude a testé le régime sans gluten sur 207 patientes atteintes d'endométriose pendant 12 mois [15]. Il n'était ici pas question de malades cœliaques mais bel et bien d'un test de l'efficacité d'un régime excluant le gluten sur les douleurs d'endométriose. Et les résultats furent étonnamment bons ! A la fin des douze mois, les douleurs ont été évaluées à l'aide d'une échelle visuelle analogique : les symptômes douloureux ont été significativement diminués chez 156 participantes (75 %), alors que 51 n'ont pas noté d'amélioration (25 %). Bien que la méthodologie de cette étude ne soit pas la meilleure, elle a le mérite d'être une étude d'intervention, type d'étude si rare pour l'endométriose...

En pratique

Si cela n'est pas déjà fait, procéder à la prise de sang qui permet la première étape du diagnostic de la maladie cœliaque (antigliadine de classe IgA et IgG, anti-endomysium de classe IgA et IgG, et antitransglutaminase de classe IgA et IgG) [16]. Si cette dernière est positive alors une biopsie est réalisée afin d'étudier l'état des villosités intestinales. **Il est important de réaliser ces tests lors d'une alimentation AVEC gluten**. Un régime d'éviction déjà initié pourrait fausser le diagnostic (faux négatif).

Si ces tests reviennent négatifs, cela ne veut pas dire que le régime sans gluten soit inutile !

Apparemment le régime sans gluten pourrait profiter à 3 femmes sur 4 atteintes d'endométriose ! (réduction très significative des douleurs) [15].

Il n'existe strictement aucun risque à suivre un tel régime. C'est simplement contraignant. Par contre, il ne faut pas tomber dans le piège des produits sans gluten du commerce, mais construire un équilibre alimentaire avec de vrais bons aliments naturellement exempts de gluten (voir le chapitre « Aller plus loin si insuffisant »).

Références

1. Parazzini F, Chiaffarino F, Surace M, Chatenoud L, Cipriani S, Chiantera V, Benzi G, Fedele L. Selected food intake and risk of endometriosis. Hum. Reprod. 2004 Aug. ; 19(8): 1755-9.
2. Trabert B1, Peters U, De Roos AJ, Scholes D, Holt VL. Diet and risk of endometriosis in a population-based case-control study. Br. J. Nutr. 2011 Feb. ; 105(3): 459-67.

3. Harris HR, Chavarro JE, Malspeis S, Willett WC, Missmer SA. Dairy-Food, Calcium, Magnesium, and Vitamin D Intake and Endometriosis : A Prospective Cohort Study. Am. J. Epidemiol. 2013 Mar. 1 ; 177(5): 420–430.
4. Maggio M, de Vita F, Lauretani F, Bandinelli S, Semba RD, Bartali B, Cherubini A, Cappola AR, Ceda GP, Ferrucci L. Relationship between Carotenoids, Retinol, and Estradiol Levels in Older Women. Nutrients 2015 Aug. 5 ; 7(8): 6506-19.
5. Ballweg ML. Selected food intake and risk of endometriosis. Hum. Reprod. 2005 Jan. ; 20(1): 312-3 ; author reply 313.
6. Malekinejad H, Rezabakhsh A. Hormones in Dairy Foods and Their Impact on Public Health - A Narrative Review Article. Iran J. Public Health. 2015 Jun. ; 44(6): 742-58.
7. Food and Agriculture Organization of the United Nations (FAO). Le lait et les produits laitiers dans la nutrition humaine. Archives de documents de la FAO. http ://www.fao.org/docrep/t4280f/t4280f00.htm
8. Missmer SA, Chavarro JE, Malspeis S, Bertone-Johnson ER, Hornstein MD, Spiegelman D, Barbieri RL, Willett WC, Hankinson SE. A prospective study of dietary fat consumption and endometriosis risk. Hum. Reprod. 2010 Jun. ; 25(6): 1528-35.
9. Lopez-Garcia E, Schulze MB, Meigs JB, Manson JE, Rifai N, Stampfer MJ, Willett WC, Hu FB. Consumption of trans fatty acids is related to plasma biomarkers of inflammation and endothelial dysfunction. J. Nut. 2005 Mar. ; 135(3): 562-6.
10. Table de composition des aliments CIQUAL, référence française. Site internet de L'ANSES. https ://pro.anses.fr/tableciqual/
11. Darling AM, Chavarro JE, Malspeis S, Harris HR, Missmer SA. A prospective cohort study of Vitamins B, C, E, and multivitamin intake and endometriosis. J. Endometr. 2013 Jan. 1 ; 5(1): 17-26.
12. Caserta D, Matteucci E, Ralli E, Bordi G, Moscarini M. Celiac disease and endometriosis : an insidious and worrisome association hard to diagnose : a case report. Clin. Exp. Obstet. Gynecol. 2014 ; 41(3): 346-8.
13. Stephansson O, Falconer H, Ludvigsson JF. Risk of endometriosis in 11,000 women with celiac disease. Hum. Reprod. 2011 Oct. ; 26(10): 2896-901.
14. Sinaii N, Cleary SD, Ballweg ML, Nieman LK, Stratton P. High rates of autoimmune and endocrine disorders, fibromyalgia, chronic fatigue syndrome and atopic diseases among women with endometriosis : a survey analysis. Hum. Reprod. 2002 Oct. ; 17(10): 2715-24.
15. Marziali M, Venza M, Lazzaro S, Lazzaro A, Micossi C, Stolfi VM. Gluten-free diet : a new strategy for management of painful endometriosis related symptoms ? Minerva Chir. 2012 Dec. ; 67(6): 499-504.
16. Haute Autorité de Santé (HAS). Quelles recherches d'anticorps prescrire dans la maladie cœliaque ? Bon usage des technologies de santé. HAS 2008.
17. Maruyama K, Oshima T, Ohyama K. Exposure to exogenous estrogen through intake of commercial milk produced from pregnant cows. Pediatr. Int. 2010 Feb. ; 52(1): 33-8.

○●●

Chapitre 4

LES BASES DU RÉGIME ANTI-INFLAMMATOIRE

L'inflammation et l'endométriose

L'inflammation est un élément important dans la physiopathologie de l'endométriose [1, 2]. Or, ce paramètre est modulable par l'alimentation. C'est donc un enjeu important à la fois pour diminuer les douleurs mais aussi pour agir sur un facteur impliqué dans le mécanisme de la maladie.

Il existe plusieurs paramètres nutritionnels pouvant réguler finement l'inflammation. Nous allons passer en revue l'action des acides gras, des antioxydants, du sucre et de l'insuline, ainsi que les produits de Maillard (les composés bruns qui se forment pendant la cuisson). L'incidence des intolérances alimentaires sur l'inflammation sera abordée dans le chapitre 7.

Les acides gras

Il s'agit là peut-être du point le plus important. En effet le type de gras consommé va directement impacter sur l'inflammation. Faisons le point pour chaque catégorie d'acides gras :

Les acides gras essentiels et le ratio oméga-6/oméga-3 :

En nutrition, on classe les acides gras, c'est-à-dire les éléments de base qui constituent les graisses alimentaires, en trois grandes catégories : les saturés, les mono-insaturés et les polyinsaturés. Cela dépend du nombre d'insaturations (de doubles liaisons) sur la chaîne carbonée de l'acide gras. Si tout ceci est du chinois rassurez-vous, car ces éléments de biochimie ne sont pas nécessaires à la bonne compréhension de leur rôle dans l'inflammation. Vous le verrez, c'est assez simple.

C'est dans la catégorie des acides gras polyinsaturés que nous trouvons les acides gras essentiels : les oméga-6 et oméga-3. Ils sont dits essentiels (et indispensables) car notre organisme ne peut pas les fabriquer ; ils doivent nécessairement être apportés par l'alimentation.

Vous avez peut-être entendu parler des prostaglandines... Ce sont des médiateurs de l'inflammation. C'est sur ce paramètre que les oméga-6 et 3 vont agir. Avez-vous déjà eu une migraine ? La vasodilatation dans le cerveau causant ces affreux maux de tête est due à une prostaglandine. Des douleurs de règles (particulièrement intenses avec l'endométriose) ? Le syndrome prémenstruel ? Tout ceci est dû aux... prostaglandines.

En fait, les oméga-6 et oméga-3 sont les précurseurs de molécules bioactives très importantes dans l'organisme. On les appelle les eicosanoïdes. Les prostaglandines font partie de cette famille (avec les prostacyclines, les leucotriènes et les tromboxanes). Ce sont des substances apparentés à des hormones qui régulent l'inflammation, l'allergie et la viscosité du sang.

Dans l'organisme les oméga-6 et les oméga-3 constituent deux séries distinctes (non interchangeables), concurrentes car empruntant les même voies métaboliques, mais surtout aux effets purement opposés (oméga-6 et 3 sont antagonistes).

Pour faire simple, mais nous verrons qu'il y a quelques nuances, les oméga-6 sont pro-inflammatoires et les oméga-3 anti-inflammatoires.

En pratique

La première règle de base à connaître :

Les oméga-6 sont pro-inflammatoires (l'acide arachidonique plus précisément, nous le verrons plus loin).

Les oméga-3 sont anti-inflammatoires (EPA & DHA particulièrement).

Au niveau alimentaire il faudra donc faire la chasse aux oméga-6 et aller à la pêche aux oméga-3 !

Il y a en fait plusieurs types d'acides gras oméga-6 et oméga-3. Pour faire simple, on peut dire qu'il y a les versions végétales, les précurseurs, et les formes animales, les formes actives. Mis à part quelques petites nuances et exceptions ce point est très important car il ne faut pas confondre les oméga-3 végétaux et l'EPA et DHA que l'on retrouve dans les poissons par exemple.

Les oméga-3 animaux EPA et DHA sont précurseurs de molécules anti-inflammatoires :

- EPA : entre autres de la prostaglandine de type 3 (PGE3), anti-inflammatoire.
- DHA : résolvines et marésines qui stoppent l'inflammation.

Les oméga-3 végétaux (principalement l'acide alpha-linolénique) :

- Sont les précurseurs de l'EPA et du DHA, avec un faible taux de conversion.
- Sont les compétiteurs des oméga-6 végétaux (qui utilisent les mêmes enzymes).

Les oméga-6 animaux sont représentés par l'acide arachidonique :

- C'est le précurseur direct de la prostaglandine de type 2 (PGE2), hautement inflammatoire.
- C'est le compétiteur de l'EPA (il faut de bons apports en EPA pour contrer l'acide arachidonique).

Les oméga-6 végétaux (principalement l'acide linoléique):

- Sont les précurseurs de l'acide arachidonique (avec un taux de conversion d'autant plus important si le ratio oméga-6/oméga-3 n'est pas respecté (voir plus loin).
- Sont les compétiteurs des oméga-3 végétaux (les oméga-3 végétaux sont pénalisés s'il y a trop d'oméga-6 compétiteurs).

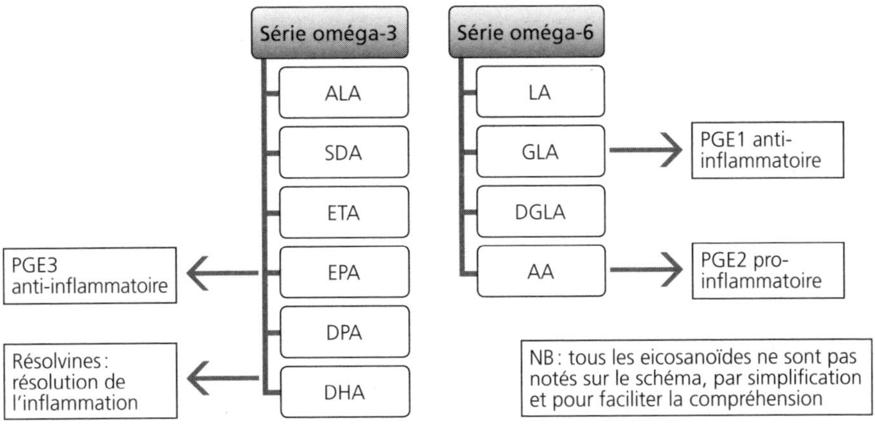

Oméga-3	Oméga-6
ALA = acide alpha-linolénique: dans **lin, noix, colza, chanvre, chia.**	**LA** = acide linoléique: dans huiles de **tournesol, maïs, pépins de raisin, arachide**…
SDA = acide stéaridonique: dans huile de **pépins de cassis**, de **chanvre**.	**GLA** = acide gamma-linolénique: dans huiles de **pépins de cassis**, d'**onagre**, de **bourrache** et de **chanvre** NB: le GLA est le précurseur du DGLA, lui-même précurseur d'une prostaglandine (PGE1) anti-inflammatoire.
EPA et **DHA** = acide eicosapentaénoïque et acide docosahexaénoïque: dans **poissons gras** et DHA surtout dans **œufs de filière oméga-3**.	**AA** = acide arachidonique: dans graisses animales (**beurre, crème, fromage, charcuteries, viandes grasses, œufs** non oméga-3).

Nous voyons avec ce schéma (un peu complexe!) que la série oméga-3 donne naissance en bout de chaîne à des composés anti-inflammatoires. De la même façon, toujours en bout de chaîne, les oméga-6 donnent naissance à des composés très inflammatoires. Il y a une subtilité avec la PGE1 (côté oméga-6) qui est anti-inflammatoire. On peut la stimuler avec les sources de

GLA comme l'huile d'onagre par exemple. Ce complément alimentaire est souvent utilisé en cas de syndrome prémenstruel. Se reporter au chapitre 8 sur les compléments alimentaires pour savoir comment l'utiliser sans compromettre l'équilibre entre oméga-6 et oméga-3.

En pratique

- **Consommer des aliments riches en oméga-3 végétaux(ALA) :** Huile de colza, noix, graines de lin (se reporter au chapitre 5 pour plus de renseignements sur les phytœstrogènes). Les légumes verts et la mâche sont aussi des sources, mais vraiment très faibles.
- **Consommer des aliments riches en EPA et DHA :** poissons gras comme saumon (le choisir sauvage), maquereau, sardine, hareng, anchois, truite. Privilégier les petits poissons gras : sardines & maquereaux. Les œufs de filière oméga-3 (Bleu-Blanc-Cœur® pour la France et Columbus® pour la Belgique) sont une source intéressante de DHA.
- **Eviter les sources majeures d'oméga-6 végétaux (LA) :** huiles de tournesol (tournesol classique, pas tournesol oléique), de pépins de raisin, de maïs, d'arachide, de soja, les margarines et plats préparés qui contiennent ces huiles.
- **Limiter fortement l'acide arachidonique (AA), gras animal :** viandes grasses (viandes rouges bien sûr mais les volailles grasses sont particulièrement riches en AA), charcuteries et œufs classiques (qui ne sont pas issus de filière oméga-3) et gras laitier (beurre, crème, fromage, laitages au lait entier).

Pour aller plus loin

Les eicosanoïdes (dérivés lipidiques à 20 carbones) constituent un élément important dans la physiopathologie de l'endométriose [3]. La production d'éicosanoïdes est accrue dans les kystes endométriosiques [4]. Moduler les eicosanoïdes est donc une des actions les plus fondamentales en nutrition contre l'endométriose.

Les résolvines et marésines sont des docosanoïdes (ils dérivent des oméga-3 à 22 carbones). Récemment découverts ces composés jouerait un rôle important dans la résolution de l'inflammation [5].

Les résolvines et les marésines réduisent la durée de vie des neutrophiles, stimulent la phagocytose des macrophages et leur sortie du tissu inflammatoire [6].

(Le terme marésine vient de l'anglais maresin : macrophage mediator in resolving inflammation).

Le ratio oméga-6/oméga-3 :

Vous l'aurez compris l'équilibre entre oméga-6 et oméga-3, c'est-à-dire le ratio entre les deux familles, est capital. Un ratio oméga-6/oméga-3 trop élevé peut non seulement augmenter l'inflammation (qu'elle soit de bas grade – que l'on ne ressent pas – ou bien aigüe), mais aussi accroître le risque de surpoids, obésité, maladies cardiovasculaires et neurodégénératives et de cancers. Pour plus de détails sur la manière d'équilibrer ce ratio, se reporter au chapitre 6.

Pour aller plus loin

Ratio oméga-6/oméga-3 :

Pour optimiser la santé le ratio LA/ALA (ω-6/ω-3) doit être de 4/1 [7].
En fait il s'agit d'un maximum à ne pas dépasser. On pourrait viser un ratio plus bas pour favoriser la conversion de l'ALA en EPA. Cela est surtout utile quand les apports en EPA et DHA sont faibles, voire inexistants (ex : vegans).

Apports Nutritionnels Conseillés :

Les ANC sont de 4 % de l'apport calorique en LA et de 1 % de l'apport calorique en ALA.

Les ANC pour les longues chaînes sont de 250 mg d'EPA et 250 mg de DHA par jour.

Il est possible d'obtenir ces quantités journalières *via* un équilibre sur la semaine (consommation de poisson gras). Par contre si l'on recherche un effet thérapeutique il est préférable d'avoir recours à des capsules d'huiles de poissons décontaminées par distillation moléculaire, plutôt que la multiplication des portions de poissons gras, ceci pour éviter la surexposition aux dioxines, PCB et métaux lourds (voir chapitre 8 sur les compléments alimentaires).

Un ratio oméga-6/oméga-3 trop bas est-il possible ? Est-ce dangereux ?

C'est théoriquement possible mais cela ne se voit quasiment jamais. Cela serait possible chez des individus qui ne consommeraient que du poisson gras, de l'huile et des graines lin et strictement aucun autre lipide, ou bien des vegans qui ne consommeraient que des graines de lin et/ou de chia, sans aucun autre lipide. Dans ce cas, il y aurait des dangers pour la santé. L'ajout d'oléagineux (noix, noisettes, amandes, macadamia, pistaches), d'avocat, d'un peu de gras animal caché rehausse de toute façon le ratio.

Les acides gras mono-insaturés :

Dans l'alimentation, ce type d'acides gras devrait être majoritaire (bien que très importants les acides gras essentiels n'ont pas à être consommés en quantités industrielles !). On a donc, et surtout si l'on suit une diète plutôt méditerranéenne, une majorité d'acides gras mono-insaturés dans l'assiette. A côté des oméga-6 et des oméga-3, vous aurez peut-être entendu parler des oméga-9… L'acide oléique est le principal mono-insaturé de type oméga-9. Il n'a pas d'action spécifique sur l'endométriose comme les 6 et les 3 ; on pourrait le considérer comme neutre. Les sources les plus importantes sont les produits à base de noisettes (huile de noisette, purée de noisettes…), les olives et l'huile d'olive, le colza (contient 3, 6 et 9 équilibrés), les avocats et les graisses de volailles (attention elles sont aussi sources d'acides palmitique et arachidonique, ainsi que de POPs).

Les acides gras saturés :

Cette catégorie de graisse est facilement repérable car elle est solide à température ambiante (ex : le beurre, l'huile de coco - en dessous de 25°C -, le gras de charcuterie, etc.). Diabolisés par le passé pour la santé cardiovasculaire, les acides gras saturés sont actuellement un peu réhabilités. On sait en fait qu'il ne faut pas tous les mettre dans le même panier (ex : acides gras saturés à chaîne courte *versus* acide palmitique).

Nous savons que l'acide palmitique, acide gras saturé présent dans l'huile de palme et les graisses animales, est associé à une augmentation du risque d'endométriose [8]. Voyons maintenant s'il y a des liens, d'une manière générale, entre acides gras saturés et inflammation.

Une revue systématique de la littérature scientifique (lecture et sélection d'études fiables dans un domaine précis avec synthèse) a été conduite en 2013 et publiée dans le journal Nutrition Research [9]. Il en est ressorti que les acides gras saturés sont associés à une augmentation de la protéine C-réactive ultrasensible (CRPus ou hsCRP), un marqueur fiable de l'inflammation (même dite de bas grade). Une autre étude (mais des mêmes auteurs) s'est spécifiquement intéressée au détail de ces acides gras saturés : les acides laurique et myristique étaient associés à une hausse de la CRPus, chez les hommes mais pas chez les femmes [10].

En pratique

Apports totaux en gras saturé :
Si l'on évite l'huile de palme et que l'on fait attention à sa consommation de gras animal (viandes, charcuteries, beurre, crème, fromage) la consommation d'acides gras saturés sera plutôt faible.

En ce qui concerne l'huile de coco :
C'est une huile à la mode qui contient 86,5 % d'acides gras saturés (la source la plus élevée). Elle contient peu d'acide palmitique, ce qui est un bon point pour l'endométriose. Elle possède de grandes quantités d'acide laurique (44,6 %) et d'acide myristique 16,8 %), ce qui d'après la dernière étude citée ne poserait pas de problème pour la femme. Il faut néanmoins rester prudent et consommer le lait de coco et l'huile de coco de temps en temps, dans le cadre d'un bon équilibre alimentaire, mais pas nécessairement de façon intensive.

Les acides gras *trans* :

Comme nous l'avons vu au chapitre précédent les acides gras *trans* sont des molécules qui n'ont pas la bonne conformation spatiale. Rappelez-vous de la forme bateau (cis-cis) et de la forme chaise (cis-trans) en cours de chimie !

C'est bien cela : au niveau des doubles liaisons, l'acide gras ne se courbe pas dans le bon sens. Si ce jargon de chimiste ne vous éclaire pas, dites-vous simplement qu'un acide gras *trans* est plus droit, plus rigide et moins fluide, ce qui change complètement les effets qu'il va produire dans l'organisme (rien de bon...).

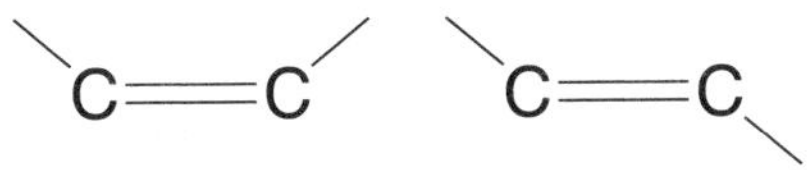

Liaison "cis" ("bateau") — Liaison "trans" ("chaise")

Les acides gras *trans* produits industriellement par hydrogénation partielle des huiles (margarines dures) semblent être les seuls nocifs, contrairement à ceux produits par les ruminants (beurre, crème, fromage, viande de ruminants). Mais en réalité, ils ont été étudiés surtout pour les maladies cardiovasculaires [11]. D'autres études sont requises pour vérifier les effets des *trans* naturels sur différentes fonctions dans l'organisme.

Nous avons vu qu'ils étaient particulièrement délétères pour l'endométriose. Cet effet est-il spécifique à l'endométriose ? Peut-être pas car les acides gras *trans* semblent augmenter des marqueurs de l'inflammation (TNF-α, IL-6 & CRP) [12].

En pratique

- Ne jamais acheter un produit qui fait mention d'huile hydrogénée ou partiellement hydrogénée sur l'étiquette.
- Ne jamais utiliser de margarine dure (margarine de cuisson à bas prix faite d'huile végétale hydrogénée).
- Eviter biscuits et pâtisseries industriels.
- Eviter tous les aliments frits.
- Se méfier de la restauration collective (j'ai vu de mes propres yeux l'utilisation quotidienne de pains de margarine hydrogénée dans une cuisine centrale pour les écoles et un restaurant universitaire !).
- Utiliser des huiles qui résistent bien à la chaleur et/ou chauffer très modérément (max 140°C).
- Sinon cuire sans matière grasse et mettre des huiles vierges première pression à froid bio ensuite !
- En évitant/limitant les gras laitier pour diminuer les apports d'acide palmitique, d'acide arachidonique et limiter l'exposition aux POPs, on limite aussi les apports en acides gras *trans* naturels des ruminants.

Aliments	*trans* (g/100g)
Beurre, salé	4,64
Beurre, doux	4,44
Agneau, gras, cuit	3,97
Bœuf, gras, cuit	2,55
Veau, côtelette	1,77
Poisson pané	1,57
Veau, épaule	1,51
Crème entière	1,3
Bœuf, coupes diverses	0,8
Bœuf, côte	0,75

Les antioxydants

L'oxydation et l'oxydoréduction :

Le concept d'oxydation dans l'organisme est quelque chose d'assez abstrait pour la plupart des gens… Essayons d'expliquer de quoi il s'agit en termes simples.

L'oxydation est un processus tout à fait normal dans l'organisme. Rappelez-vous les cours de biologie, de physiologie et surtout de physique-chimie. Quoi ? Encore ? Oui ! Mais c'est nécessaire pour la bonne compréhension…

L'oxydoréduction (ou « redox ») est une réaction chimique au cours de laquelle se produit un échange d'électrons :

- Capter un électron : c'est l'oxydation (l'espèce chimique qui capte est un oxydant).
- Céder un électron : c'est la réduction (l'espèce chimique qui cède l'électron est un réducteur).

La rouille est un très bon exemple d'oxydation. Laissez un objet en fer à l'air et à l'humidité, il va rouiller. Le fer va réagir avec l'oxygène…

Les radicaux libres :

Si vous lisez les magazines féminins, ce terme ne vous est pas inconnu. On parle de radicaux libres dans le vieillissement (et dans les crèmes anti-âge !), dans l'exposition au soleil, etc.

Pour aller plus loin

Un radical libre est un atome, une molécule ou un ion à qui il manque un (ou plusieurs) électron(s) sur son orbitale externe. On parle aussi d'espèce réactive à l'oxygène (ERO) et on emploie souvent le terme ROS (reactive oxyden species en anglais). A noter que tous les ROS ne sont pas nécessairement de par leur structure des radicaux libres (ex: peroxyde d'hydrogène H_2O_2).

Les radicaux libres peuvent interagir avec n'importe quelle molécule dans l'organisme, l'endommager et compromettre sa fonction. Ex: avec les lipides des membranes cellulaires, les protéines, les enzymes, l'ADN, etc.

Le radical libre est donc une molécule à qui il manque un électron et qui va en arracher un sur une molécule proche. Cette dernière est donc endommagée et devient elle-même un radical libre, puisqu'il lui manque désormais un électron !

Les radicaux libres peuvent provenir d'agression externes diverses comme le soleil, le tabac, la pollution, les radiations, etc. Mais l'organisme en produit lui aussi. En réalité, toute production d'énergie au sein des cellules, dans les mitochondries, véritables petites centrales énergétiques, n'est jamais totalement propre car elle produit des radicaux libres.

Heureusement l'organisme possède différents éléments permettant de contrer les radicaux libres:

- Des composés apportés par l'alimentation: vitamines antioxydantes (C, E), les caroténoïdes et les polyphénols.
- Des enzymes antioxydantes fabriquées par l'organisme lui-même. A noter que certains oligoéléments agissent comme antioxydants *via* ces enzymes (ex: superoxyde dismutase, dite SOD), dont ils sont des cofacteurs.
- Ainsi qu'une multitude d'autres antioxydants que l'organisme synthétise: protéines antioxydantes (albumine, céruroplasmine...), acide urique (oui c'est un antioxydant !), glutathion, coenzyme Q10, etc.

Le stress oxydant:

Les radicaux libres peuvent être nocifs comme nous l'avons vu. Mais contrairement à ce que l'on pourrait croire, ils ne sont pas totalement inutiles. Ils ont un rôle important dans la signalisation cellulaire. C'est l'excès qui est délétère. Quand l'exposition aux radicaux libres est supérieure aux capacités antioxydantes de l'organisme, alors on parle de stress oxydant.

Endométriose et stress oxydant:

La présence de stress oxydant, d'espèces réactives à l'oxygène (ROS) pourraient favoriser la croissance et l'adhésion des cellules endométriales dans la cavité péritonéale, menant à l'endométriose et à l'infertilité. Une étude a évalué l'association entre stress oxydatif et endométriose: un taux plus élevé de TBARS (marqueurs de l'oxydation des lipides) augmente de 80 % le risque d'endométriose [13].

Stress oxydant et inflammation :

Stress oxydant et inflammation sont deux processus très étroitement liés : les radicaux libres favorisent l'inflammation et l'inflammation engendre la production de radicaux libres.

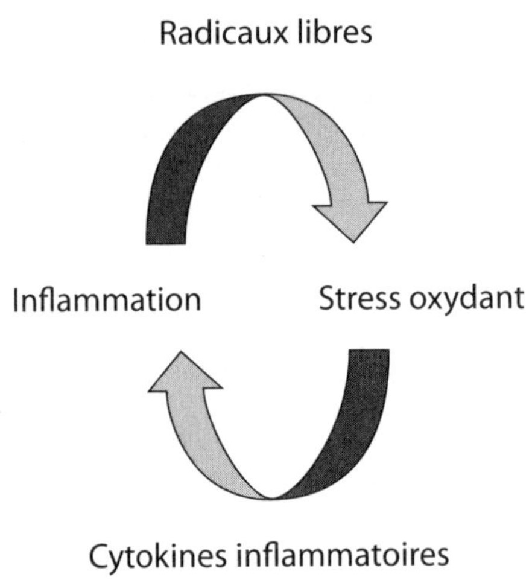

Les réactions inflammatoires produisent des espèces réactives à l'oxygène (radicaux libres). Mais la séquence inverse est aussi vraie [14].

On trouve, au sein des aliments, différents éléments au potentiel antioxydant : certaines vitamines, des minéraux, des caroténoïdes (bêta-carotène, lutéine, lycopène, etc.) et des polyphénols (flavonoïdes, tanins – des polymères de flavonoïdes – des anthocyanes, etc.).

Il existe différentes méthodes pour mesurer le potentiel antioxydant des aliments. La méthode pour laquelle il existe le plus de données disponibles est certainement l'indice ORAC (Oxygen Radical Absorbance Capacity).

Les champions de l'indice ORAC sont souvent les épices, les fruits et légumes colorés.

Sélectionner des aliments à indice ORAC élevé, au sein d'une alimentation variée et équilibrée est une bonne idée.

Voici les indices ORAC de quelques aliments[16] :

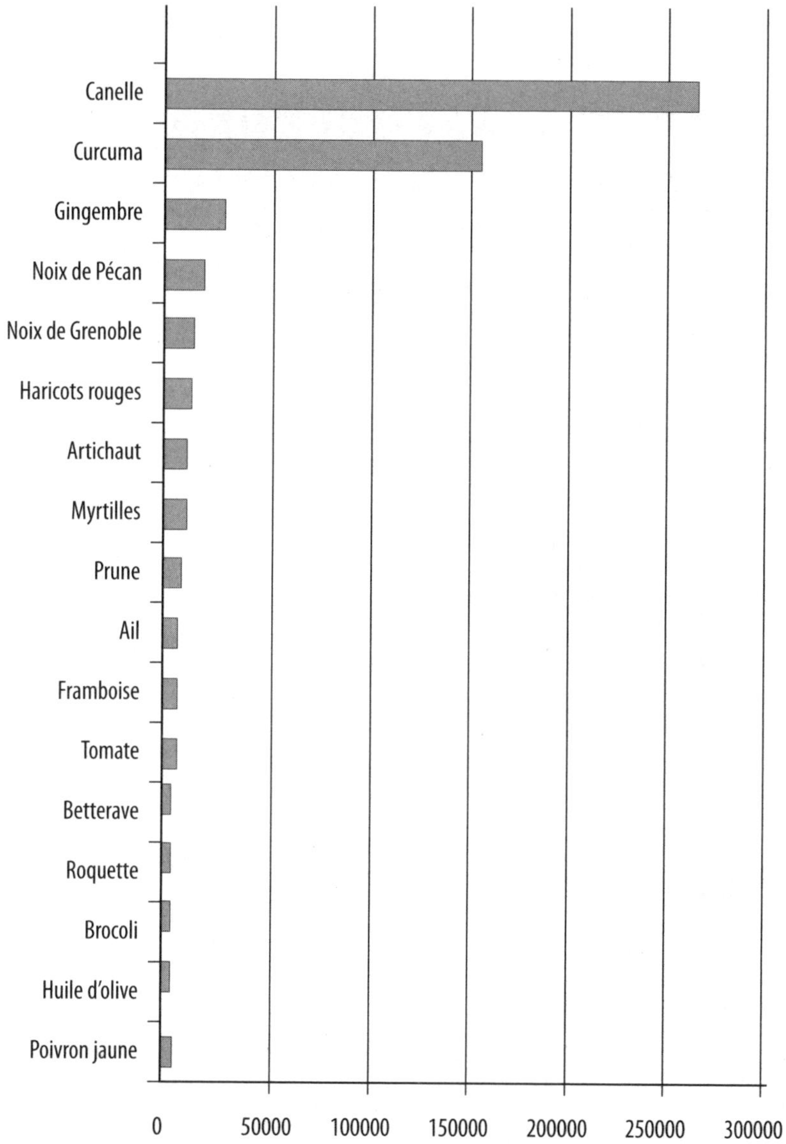

Indices ORAC exprimés en équivalent Trolox (μmol TE/100g).

Attention, les indices ORAC sont donnés pour 100g d'aliments. Donc même si les épices semblent avoir un potentiel antioxydant hors du commun, nous n'en consommons que de très faibles quantités (parfois <1g), alors qu'il est facile de manger 100 ou 200g de légumes…

Voici les indices ORAC de ces mêmes aliments, mais avec les portions habituellement consommées (entre parenthèses) :

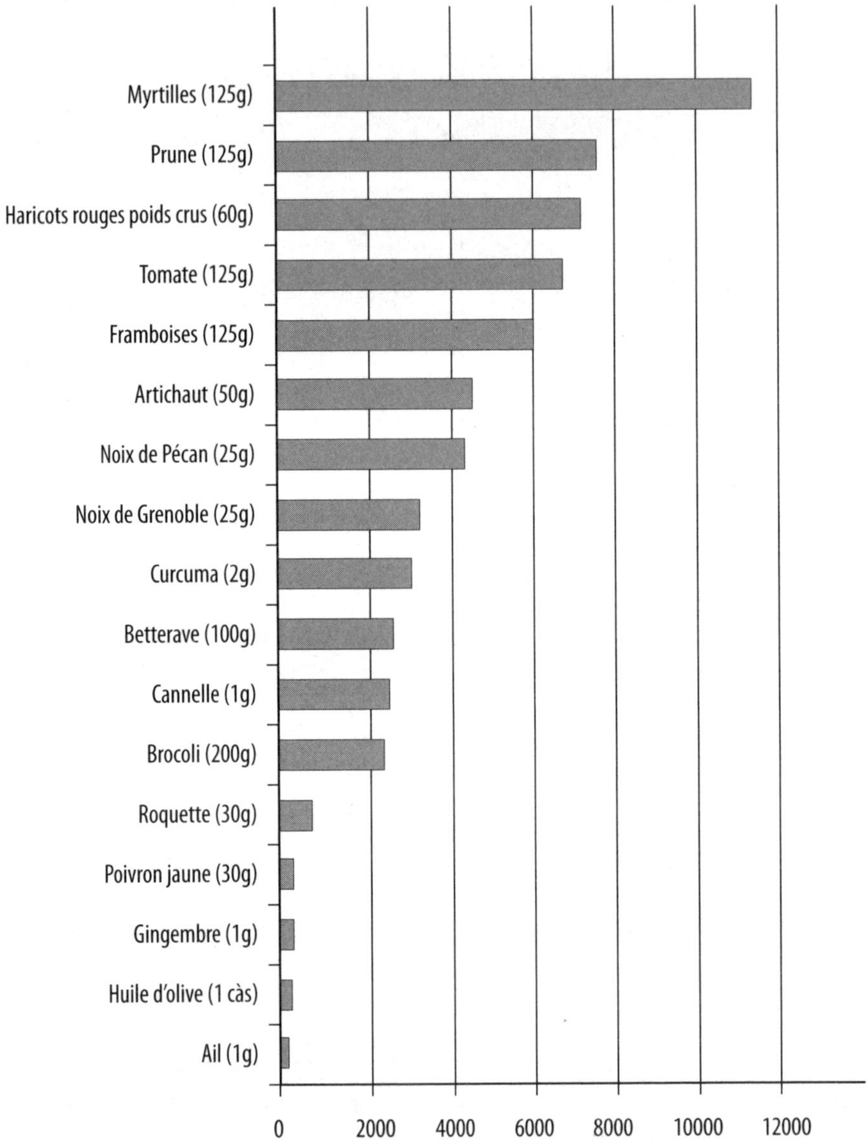

Indices ORAC exprimés en équivalent Trolox (µmol TE/portion d'aliment).

Nous voyons donc maintenant que le classement est différent !

Plus simplement tous les aliments (entiers et colorés !) du règne végétal sont de bons amis contre le stress oxydant.

En pratique

La couleur des végétaux est importante : elle signe la présence de pigments sous forme de caroténoïdes et de polyphénols ! Consommer à tous les repas, y compris les collations,un ou plusieurs de ces éléments :

- Fruits colorés (myrtilles, cassis, mûres, framboises, grenade...).
- Légumes colorés (tomates, aubergines, chou rouge...).
- Epices (ex : curcuma, cannelle...).
- Herbes aromatiques (romarin, thym...).
- Légumineuses (haricots noirs, haricots rouges, haricots coco...).
- Graines et fruits oléagineux (amandes, noix, noisettes...).

Pour aller plus loin

Nous pensions jusqu'ici que les polyphénols agissaient en tant que piégeurs de radicaux libres. Les dernières recherches montrent que ce concept n'est valable que dans une éprouvette, et que la réalité *in vivo* est tout autre : ils agissent en réalité comme de faibles toxiques provoquant un léger stress oxydant. L'organisme réagit en augmentant ses enzymes et ses systèmes de défense antioxydants. C'est le phénomène d'hormésie ou hormesis [17].

Remarque importante au sujet de l'effet fluidifiant des oméga-3 et des polyphénols :

Les acides gras oméga-3 (des poissons gras et des compléments alimentaires) et les composés phénoliques (des épices, de divers végétaux et de certains compléments alimentaires) ont un effet fluidifiant *via* la baisse de l'agrégation des plaquettes. Ceci est important à prendre en compte quand les règles sont vraiment hémorragiques. Il existe cependant une astuce pour diminuer les saignements tout en augmentant les effets antioxydants et anti-inflammatoires ! Il s'agit du gingembre. Une étude a évalué l'effet de capsules de gingembre *versus* placébo chez des jeunes femmes présentant des règles hémorragiques. Résultat : le flux menstruel fut drastiquement réduit dans le groupe gingembre comparativement au groupe placébo [15]. Il faut néanmoins pouvoir le supporter car c'est une épice assez agressive pour le tube digestif. S'il est bien supporté, alors le gingembre est un excellent aliment pour ses actions anti-inflammatoire, antioxydante et anti-saignement lors de règles trop abondantes. Il a aussi d'autres vertus : aide à la digestion, anti-cancer...

Sucre et inflammation

Le sucre est aussi un vecteur d'inflammation (lire l'encadré « Pour aller plus loin » pour connaître les différents mécanismes). Un excès de sucre n'est jamais bon pour la santé, et l'endométriose n'échappe pas à la règle. De nombreuses femmes rapportent une augmentation de leurs douleurs avec la consommation de produits sucrés (gâteaux, sodas…).

Il est donc préférable d'éviter les aliments et boissons sucrés et de limiter très fortement le sucre d'ajout.

En conséquence, il faut s'orienter vers les fruits en cas d'envie de sucre. Les pâtisseries, gâteaux et divers biscuits n'ont aucun intérêt nutritionnel. On peut alors remplacer ces derniers par des oléagineux (amandes, noix, noisettes) pour les collations.

En pratique

- Délaissez le sucre d'ajout, source de calories vides ! Il ne vous veut que du mal !
- Déshabituez votre cerveau à cette drogue, car c'en est une !
- Appréciez le vrai goût des aliments.
- Utilisez les fruits et les fruits secs dans vos préparations si besoin.
- Si vraiment vous ne pouvez pas vous passer du goût sucré dans certains aliments ou boissons, consommez modérément de la stévia ou du xylitol.
- Evitez les autres édulcorants, tous douteux.
- Evitez le sirop d'agave, trop riche en fructose (lire ci-dessus les effets délétères de l'excès de fructose).

Pour aller plus loin

Dans le régime occidental, le sucre d'ajout (sucre de table ou saccharose) est très présent car intégré à de nombreux aliments. Une molécule de saccharose est composée d'un glucose et d'un fructose. Une consommation importante de ce disaccharide mène donc à des apports massifs en glucose et en fructose. Les aliments et boissons sucrés sont d'ailleurs la première source de fructose dans un régime occidental mal équilibré. Le fructose des fruits, quant à lui, est finalement présent en moindre quantité et ne pose pas de problèmes pour la santé, contrairement à celui contenu dans le sirop de glucose-fructose, ainsi que le saccharose des sodas et aliments sucrés.

Une forte concentration de glucose dans le sang augmente le micro-ARN-21 (régulateur post-transcriptionnel) dans les macrophages. Micro-ARN-21 est un régulateur central dans la prolifération cellulaire et l'inflammation [18].

L'hyperglycémie engendre une augmentation de l'inflammation *via* le stress oxydatif [19]. Ceci est encore plus marqué chez les individus ayant une intolérance au glucose (prédiabète).

Une forte consommation de fructose mène à un stress oxydatif systémique et à des conditions pro-inflammatoires [20].

Le fructose engendre aussi de l'inflammation en activant l'enzyme 12-lipoxygénase (12-LOX), qui transforme l'acide arachidonique en hydroxyeicosatétraénoique (12-HETE).

Insuline et inflammation

L'augmentation du sucre sanguin engendre une sécrétion d'insuline. C'est l'hormone qui permet de stocker le glucose (entre autres). L'hyperglycémie et l'insuline augmentent l'inflammation par différents mécanismes.

Pour aller plus loin

L'insuline augmente la delta-5-désaturase, enzyme permettant la transformation de l'acide dihomo-gamma-linolénique (DGLA) en acide arachidonique, lui-même précurseur de la prostaglandine E2 hautement inflammatoire.

La révolution de l'index glycémique:

On entend encore dire que les sucres simples (ex: le sucre de table ou bien ceux des fruits) sont des sucres rapides et que les glucides complexes, c'est-à-dire l'amidon (ex: la pomme de terre ou le riz blanc), sont des sucres lents. Ceci est parfaitement faux, et cela fait plus de trente ans qu'on le sait! Il est par contre vrai de dire que ce qui est sucré dans la bouche est généralement constitué de sucres simples (monosaccharides comme le glucose ou le fructose ou disaccharide comme le saccharose par exemple). Il est aussi juste de dire que ce qui n'est pas vraiment sucré en bouche et qui contient de l'amidon (grosse molécule composée de milliers de glucoses) est à base de glucides complexes. Jusqu'ici personne ne disait de bêtises, mais affirmer que les premiers sont des sucres rapides et les seconds des sucres lents est une notion erronée.

Au début des années 1980, des scientifiques ont fait des tests sur la variation de la glycémie (avec des prises de sang) en comparant le glucose (la référence) et des aliments contenant des glucides. À la grande surprise, les résultats venaient contredire tout ce qui était établi auparavant sur les sucres lents et rapides, théorie qui n'avait par ailleurs pas de fondement scientifique, mais qui provenait seulement d'une déduction logique. C'est alors qu'est apparu la notion d'index ou indice glycémique (IG).

L'index glycémique permet de classer les aliments en fonction de leur propension à élever la glycémie. Le chiffre qui est donné à l'aliment est un pourcentage par rapport au glucose, la référence. On considère que l'aliment a un IG bas jusqu'à 55 (55%). De 56 à 69, on parle d'IG moyen et à partir de 70, d'IG élevé. Plus le chiffre est grand plus le taux de sucre dans le sang montera vite et plus la sécrétion d'insuline sera grande.

En pratique

Vous aurez compris qu'il faut éviter les produits sucrés. Il n'est donc pas nécessaire, ni cohérent, de connaître leur index glycémique.

C'est plutôt du côté des farineux (féculents et équivalent) qu'il faut regarder de très près l'IG [21]:

Féculents à IG bas (= lents) De 0 à 55 → À privilégier. Source principale de féculents.		Féculents à IG moyen De 56 à 69 → À limiter. De temps en temps.		Féculents à IG élevé (= rapides) 70 et au-delà → À éviter. À consommer très occasionnellement.	
Pois cassés	22	Muesli	56	Pain de mie complet	71
Orge	25	Quinoa	58	Spécial K aux céréales complètes	72
Haricots rouges cuits à l'eau	28	Riz blanc Basmati	58	Pain de mie	74
Céréales all bran	30	Pomme de terre bouillie, froide	58	Baguette courante	75
Lentilles	30	Flocons d'avoine	59	Biscottes	75
Pois chiches	33	Wasa fibres	59	Pain complet à la levure	75
Flageolets	34	Pain complet au levain	60	Pain grillé	75
Haricots blancs	34	Pomme de terre vapeur	60	Céréales pour enfants	80
Pâtes aux œufs	40	Frites (attention mauvaises graisses)	64	Cracottes	81
Pâtes complètes	40	Couscous semoule	65	Galette de riz soufflé	82
Pois chiches en conserve	40	Krisprolls	65	Riz blanc	82
Haricots rouges en conserve	43	Polenta	68	Purée maison	83
Pain de seigle foncé	45			Spécial K nature	84
Boulgour	46			Pomme de terre au four	84
Patate douce	46			Purée mousline	85
Lentilles en conserve	48			Tapioca	93
Ebly	50			Riz collant	98
Riz complet	50				
Pain au son d'avoine	50				
Sarrasin	54				
Châtaignes	54				
Pâtes blanches	55				

Pour aller plus loin

Un régime à faible index glycémique et/ou à faible charge glycémique est associé à des concentrations sanguines moindres en CRP ultrasensible et IL-6 [22], des marqueurs fiables de l'inflammation de bas grade.

Les produits de Maillard

Ouvrez votre livre de recette. Généralement cela commence par : « émincez un oignon et faites-le revenir à la poêle avec de l'huile, jusqu'à ce qu'il caramélise » ou bien « faites dorer votre viande jusqu'à obtention d'une belle coloration ». Mais quelle est donc cette coloration ? Il s'agit de la réaction de Maillard. Du nom du chimiste français Louis-Camille Maillard (1878-1936), cette réaction est la condensation d'un acide aminé (principalement la lysine) provenant d'une protéine et d'un sucre (glucose ou fructose), c'est-à-dire une sorte de caramélisation. Elle est augmentée avec les hautes températures et diminuée en milieu aqueux. Très utilisée par les cuisiniers, cette réaction est omniprésente en gastronomie française. C'est elle qui donne le goût de grillé au poulet rôti, qui apparaît quand on saisit une viande. La croûte du pain, c'est encore elle ! Les aliments torréfiés aussi…

Ces substances sont certes très aromatiques, mais elles agissent comme des toxiques dans l'organisme et viennent l'encrasser. Les produits de la réaction de Maillard viennent se rajouter aux produits terminaux de glycation (souvent appelées AGE ou Advanced Glycation End Products en anglais) se formant déjà dans l'organisme, accélérant le vieillissement cellulaire et accélérant toutes sortes de maladies. En effet, le processus de caramélisation existe déjà dans l'organisme. Il est très présent chez le diabétique : l'hyperglycémie chronique entraîne une caramélisation plus connue sous le terme de glycation. L'hémoglobine glyquée en est un exemple ; on la mesure pour déterminer le profil glycémique d'un diabétique lors des 3 ou 4 derniers mois. C'est justement cette glycation (ou stress carbonyle) qui est responsable des complications du diabète (micro-angiopathie, rétinopathie, néphropathie). Alors bien sûr cela concerne surtout les diabétiques, mais le phénomène est présent chez tout individu, qui caramélise 4 à 6 % de sucre sur son hémoglobine. Une alimentation non hyperglycémiante est bien entendu de mise, mais éviter/limiter les produits de la réaction de Maillard dans son alimentation est aussi un point important. Maintenantque vous savez, voulez-vous toujours faire colorer vos aliments ?

Les AGE et l'inflammation :

Les produits terminaux de glycation (ou AGE en anglais) sont en partie absorbés au niveau de l'intestin. Dans l'organisme, au niveau cellulaire, on retrouve des récepteurs pour ces molécules : les récepteurs RAGE (Receptor for Advanced Glycation End products). Une fois liés aux récepteurs, les AGE engendre une cascade de réactions menant à l'inflammation.

Pour aller plus loin

Les AGE sont des ligands des récepteurs RAGE. L'activation cellulaire stimule l'expression des molécules d'adhésion et implique la transcription de NF-kappaB [23].

En pratique

- Eviter/limiter le brunissement des aliments lors de la cuisson. Les cuissons à la poêle et au four génèrent le plus de produits de Maillard.
- Ne surtout pas pratiquer le déglaçage ! (courant dans la gastronomie française...).
- Cuisez à l'eau.
- A l'étouffée.
- A la vapeur.
- Au four en chaleur sèche à 100°C maximum.
- Ou en papillote à des températures modérées.
- Eviter/limiter les aliments du commerce cuits à haute température : chips, frites (qui de plus contiennent des acides gras *trans* !).
- Limiter les aliments torréfiés (pour le café voir au chapitre suivant).

- Ne pas choisir le pain trop cuit. Eviter de le griller de nouveau ! (gluten : voir chapitre 7).
- Plutôt que de tout griller pour donner du goût, rajouter des herbes, des épices…
- Bien évidemment le barbecue doit rester exceptionnel (composés inflammatoires mais aussi cancérigènes).
- Dans ce cas, faire mariner les aliments au préalable (huile d'olive, vinaigre de cidre, jus de citron, thym, romarin et autre aromates).

Références

1. Jiang L, Yan Y, Liu Z, Wang Y. Inflammation and endometriosis. Front Biosci (Landmark Ed) 2016 Jun. 1 ; 21 : 941-8.
2. Maybin JA, Critchley HO, Jabbour HN. Inflammatory pathways in endometrial disorders. Mol. Cell. Endocrinol. 2011 Mar. 15 ; 335(1): 42-51.
3. Monsivais D, Bray JD, Su E, Pavone ME, Dyson MT, Navarro A, Kakinuma T, Bulun SE. Activated glucocorticoid and eicosanoid pathways in endometriosis. Fertil. Steril. 2012 Jul. ; 98(1): 117-25.
4. Koike H, Egawa H, Ohtsuka T, Yamaguchi M, Ikenoue T, Mori N. Eicosanoids production in endometriosis. Prostaglandins Leukot Essent Fatty Acids 1992 Apr. ; 45(4): 313-7.
5. Kohli P, Levy BD. Resolvins and protectins : mediating solutions to inflammation. Br. J. Pharmacol. 2009 Oct. ; 158(4): 960–971.
6. Hong S, Lu Y. Omega-3 fatty acid-derived resolvins and protectins in inflammation resolution and leukocyte functions : targeting novel lipid mediator pathways in mitigation of acute kidney injury. Front Immunol. 2013 Jan. 30 ; 4 :13.
7. ANSES. Actualisation des apports nutritionnels conseillés pour les acides gras. Rapport d'expertise collective. Mai 2011 Edition scientifique.
8. Missmer SA, Chavarro JE, Malspeis S, Bertone-Johnson ER, Hornstein MD, Spiegelman D, Barbieri RL, Willett WC, Hankinson SE. A prospective study of dietary fat consumption and endometriosis risk. Hum. Reprod. 2010 Jun. ; 25(6): 1528-35.
9. Santos S, Oliveira A, Lopes C. Systematic review of saturated fatty acids on inflammation and circulating levels of adipokines. Nutr. Res. 2013 Sep. ; 33(9): 687-95.
10. Santos S1, Oliveira A, Casal S, Lopes C. Saturated fatty acids intake in relation to C-reactive protein, adiponectin, and leptin : a population-based study. Nutrition. 2013 Jun. ; 29(6): 892-7.
11. Chardigny JM, Destaillats F, Malpuech-Brugère C, Moulin J, Bauman DE, Lock AL, Barbano DM, Mensink RP, Bezelgues JB, Chaumont P, Combe N, Cristiani I, Joffre F, German JB, Dionisi F, Boirie Y, Sébédio JL. Do trans fatty acids from industrially produced sources and from natural sources have the same effect on cardiovascular disease risk factors in healthy subjects ? Results of the trans Fatty Acids Collaboration (TRANSFACT) study. Am. J. Clin. Nutr. 2008 Mar. ; 87(3): 558-66.
12. Zapolska DD, Bryk D, Olejarz W. Trans Fatty Acids and Atherosclerosis-effects on Inflammation and Endothelial Function. J. Nutr. Food Sci. 2015, 5 :6.
13. Jackson LW, Schisterman EF, Dey-Rao R, Browne R, Armstrong D. Oxidative stress and endometriosis. Hum. Reprod. 2005 Jul. ; 20(7): 2014-20.
14. Hakim J. Reactive oxygen species and inflammation. C.R. Seances Soc. Biol. Fil. 1993 ; 187(3): 286-95.

15. Kashefi F, Khajehei M, Alavinia M, Golmakani E, Asili J. Effect of Ginger (Zingiber officinale) on Heavy Menstrual Bleeding : A Placebo-Controlled, Randomized Clinical Trial. Phytotherapy Research 2015 Janv. ; 29(1): 114-9.
16. Houlbert A. La meilleure façon de manger. Thierry Souccar Editions 2008.
17. Pincemail J. Stress oxydant et antioxydants. Testez Editions (Marco Pietteur) 2014.
18. Melnik BC. Linking diet to acne metabolomics, inflammation, and comedogenesis : an update. Clin. Cosmet. Investig. Dermatol. 2015 Jul. 15 ; 8 : 371-88.
19. Esposito K, Nappo F, Marfella R, Giugliano G, Giugliano F, Ciotola M, Quagliaro L, Ceriello A, Giugliano D. Inflammatory cytokine concentrations are acutely increased by hyperglycemia in humans : role of oxidativestress. Circulation. 2002 Oct. 15 ; 106(16): 2067-72.
20. Porto ML, Lírio LM, Dias AT, Batista AT, Campagnaro BP, Mill JG, Meyrelles SS, Baldo MP. Increased oxidative stress and apoptosis in peripheral blood mononuclear cells of fructose-fed rats. Toxicol. *In Vitro*. 2015 Aug. 13. pii : S0887-2333(15)00191-5.
21. Collectif Lanutrition. Guide des index glycémiques IG et valeurs nutritionnelles : Charge glycémique, calories, graisses, fibres. Thierry Souccar Editions 2011.
22. Buyken AE, Goletzke J, Joslowski G, Felbick A, Cheng G, Herder C, Brand-Miller JC. Association between carbohydrate quality and inflammatory markers : systematic review of observational andinterventional studies. Am. J. Clin. Nutr. 2014 Apr. ; 99(4): 813-33.
23. Chavakis T, Bierhaus A, Nawroth PP. RAGE (receptor for advanced glycation end products): a central player in the inflammatory response. Microbes Infect. 2004 Nov. ; 6(13): 1219-25.

Chapitre 5

ŒSTROGÈNES ET ALIMENTATION

Les œstrogènes constituent une classe d'hormones stéroïdiennes. Ce sont les hormones sexuelles féminines. Ils sont produits par les ovaires, le placenta, mais aussi dans une moindre mesure par d'autres organes comme le foie, les glandes surrénales, les seins et le tissu adipeux.

Il existe trois types d'œstrogènes naturels :

- L'œstradiol (nommé aussi E2), œstrogène de la vie gynécologique de la femme.
- L'œstriol (ou estriol ou E3), produit principalement pendant la grossesse.
- L'œstrone (ou estrone ou E1), produit par les ovaires, **mais aussi par le tissu gras.**

L'œstradiol est celui qui a l'activité œstrogénique la plus importante.

L'œstradiol est une hormone qui joue un rôle critique dans la reconstruction de l'endomètre après les règles. Il permet la prolifération des cellules endométriales et il est donc, avec la résistance à la progestérone, impliqué dans la physiopathologie (les mécanismes conduisant à la maladie) de l'endométriose [1].

Il est possible, *via* l'alimentation, d'influencer le climat œstrogénique. C'est ce que nous allons voir.

Calories et œstrogènes

Par des mécanismes complexes, l'excès de calories augmente l'imprégnation œstrogénique. Notez que le terme « imprégnation œstrogénique » ne réfère pas seulement à la quantité d'œstrogènes mais aussi à leur niveau d'activité, ce qui est un peu différent, ainsi qu'à la durée d'exposition aux œstrogènes.

Donc, même si le poids de corps est correct, la suralimentation n'est pas une bonne chose car elle augmente l'imprégnation œstrogénique.

Pour aller plus loin

L'excès de calories augmente l'imprégnation œstrogénique *via* différentes perturbations :

- Axe hypothalamo-hypophyso-ovarien.
- Pulsatilité de FSH et LH.
- Enzymes hépatiques (phase 2).

L'excès calorique entraîne une hyperœstrogénie par :

- Sécrétion augmentée.
- Catabolisme diminué [3].

Masse grasse et œstrogènes

Le tissu gras n'est pas un tissu inerte qui sert seulement de réserve de calories et qui tient chaud en hiver !

Il sécrète :

- Des œstrogènes, plus précisément de l'œstrone.
- Des cytokines inflammatoires (encore l'inflammation !).

On voit donc que le surpoids, et *a fortiori* l'obésité, sont des conditions qui vont augmenter l'imprégnation œstrogénique…

Pour aller plus loin

L'œstrone (E1) est produit à partir d'un androgène, l'androsténédione, grâce à une enzyme : l'aromatase. Bien que l'E1 soit moins œstrogénique et que ce soit l'E2 qui est impliqué dans la physiopathologie de l'endométriose, l'E1 peut être converti en E2 par le foie…

Ce que disent les études sur le poids, l'adiposité et l'endométriose :

Il semblerait que les femmes atteintes d'endométriose soient en réalité minces, avec une faible adiposité (peu de graisse). Chez elles, le tissu gras serait plutôt situé en dessous de la taille [2].

La graisse située au niveau de l'abdomen est généralement la conséquence d'un excès d'insuline, alors que située sur le bas du corps, elle est d'avantage sous l'influence des œstrogènes…

Acides gras et imprégnation œstrogénique

Les œstrogènes, une fois liés à leur récepteur, vont agir au cœur de la cellule, dans son noyau. Mais l'œstrogène s'estérifie, en d'autres termes s'accroche, à un acide gras présent dans la cellule. Le contenu en acides gras de la cellule a une incidence très importante sur l'imprégnation œstrogénique :

- Estérifié à un acide gras saturé (ex : acide palmitique) : l'activité œstrogénique est forte.
- Estérifié à un acide gras polyinsaturé, notamment un oméga-3 : l'activité œstrogénique est plus faible.

Une fois de plus les oméga-3 ont tout bon !

Fibres et œstrogènes

L'alimentation peut avoir un impact important sur les concentrations sanguines d'œstrogènes. C'est le cas des fibres : elles en diminuent les taux circulants. En fait, les œstrogènes sont éliminés par le foie dans l'intestin *via* les sels biliaires. Mais les sels biliaires peuvent être réabsorbés plusieurs fois : c'est le cycle entéro-hépatique. Les fibres agissent tout simplement en se complexant avec les sels biliaires (en les emprisonnant), facilitant leur élimination dans les selles. Les œstrogènes sont donc moins réabsorbés *via* le cycle entéro-hépatique.

Une étude a pu montrer un rôle très protecteur des fibres sur les taux d'œstrogènes circulants (mais chez des femmes ménopausées). Les femmes qui consommaient le plus de fibres (quintile supérieur *versus* quintile inférieur) avaient des taux circulants abaissés de 22% pour l'estrone et 17% pour l'œstradiol [4].

> **En pratique**
>
> **Faire la part belle aux fibres dans l'alimentation:**
> - Fruits et légumes bio: 5 à 10 portions par jour (ce nombre de portions correspond aux recommandations classiques de santé publique promulguées dans la plupart des pays).
> - Légumes secs: 3 fois (ou plus) par semaine.
> - Produits céréaliers complets biologiques (à grains entiers) à la place des versions raffinées.
> - Pains à base de farines complètes, bio et au levain (gluten voir chapitre 7).
> - Oléagineux: graines et noix, consommés quotidiennement.

Les crucifères: le bon et le mauvais œstrogène

Les crucifères, que l'on nomme aussi brassicacées ou *Brassicaceae*, forment une famille botanique aux propriétés santé multiples. Elle comprend tous les choux, mais pas seulement: radis, navet, cresson, roquette, raifort, moutarde et colza font aussi partie de cette famille.

Comme nous l'avons vu plus haut, il existe 3 sortes d'œstrogènes naturels. L'œstrone, ou E1 en fait partie. Mais il existe encore des sous-catégories, l'E1 ayant des métabolites:

- Le 2-hydroxyœstrone, ayant une très faible activité œstrogénique. On le considère comme le « bon œstrogène » [5].
- Le 4-hydroxyœstrone, ayant une forte activité œstrogénique et étant génotoxique (cancer du sein notamment).
- Le 16-alpha-hydroxyœstrone, ayant une **très forte** activité œstrogénique et étant **très** génotoxique. On le considère comme le « mauvais œstrogène ».

On sait par exemple que des taux plus élevés de 2-hydroxyœstrone sont associés à un risque plus faible de cancer du sein chez des femmes ménopausées (-34%), alors que le 4-hydroxyœstrone augmente le risque (+34%) [6].

Il se trouve que les crucifères, grâce à leurs molécules actives, des composés soufrés (l'indole-3-carbinol ou I3C et le 3,3'-diindolylmethane ou DIM), favorisent la voie enzymatique de la 2-hydroxylase, pour produire le bon œstrone (le 2) au détriment du mauvais (le 16-alpha). Une étude a montré que la consommation de 500 g de brocoli par jour permet d'augmenter de 29,5 % le ratio 2-hydroxyœstrone/16-alpha-hydroxyœstrone [7].

En pratique

Consommer, si les intestins le permettent, 2 à 3 fois par semaine des crucifères :

- Chou-fleur.
- Brocoli (les graines germées de brocoli sont excellentes !).
- Tous les autres choux (blanc, vert, rouge, chinois, kale, etc.).
- Radis.
- Navet.
- Cresson
- Roquette.
- Raifort.

Et tous les jours :

- Moutarde
- Huile de colza et/ou cameline (faisant aussi partie de cette famille).

NB : seule l'huile de colza non raffinée contient des glucosinolates responsables des effets bénéfiques décrits auparavant. On la reconnait à son goût de chou bien marqué ! Il faut donc privilégier la version biologique vierge de première pression à froid, plutôt que l'huile de colza raffinée (qui elle n'a pas de goût).

Détoxication hépatique et œstrogènes

Le foie joue un rôle capital dans la détoxication de différents composés :

- Xénobiotiques : éléments toxiques étrangers à l'organisme (polluants, médicaments…).
- Eléments endogènes, c'est-à-dire internes à l'organisme, dont les hormones comme les œstrogènes.

Il existe 3 phases de détoxication hépatique :

- Phase I : biotransformation (faisant intervenir les cytochromes P450), menant à la formation de métabolites intermédiaires instables. Cette première phase rend l'élément encore plus agressif, mais elle est nécessaire.
- **Phase II** : c'est la phase de conjugaison. Un radical est greffé à la molécule pour la rendre soluble. Cette phase est la plus importante car elle permet de neutraliser l'élément agressif produit par la phase I.
- **Phase III** : c'est l'élimination, principalement *via* la bile, et secondairement par les urines.

Œstrogènes et phase I :

C'est pendant cette phase que l'œstrone peut aboutir à la forme 2-hydroxy-œstrone. Comme nous l'avons vu les crucifères favorisent la voie de la 2-hydroxylase (enzyme menant vers la forme « 2 », le « bon œstrogène »). Il faut à tout prix éviter la voie de la 16-alpha-hydroxylase, menant au « mauvais œstrogène ».

Œstrogènes et phase II :

Pendant la phase II, le 2-hydroxy-œstrone pourra être transformé en 2-méthoxy-œstrone, *via* la méthylation (forme protectrice contre le cancer du sein par exemple). Pour soutenir la méthylation, il faut des folates, c'est-à-dire de la vitamine B9 (voir encadré plus bas). Idem pour le 4-hydroxy-œstrone : transformé en un élément aux effets neutres, le 4-méthoxy-œstrone. Il existe une autre voie aboutissant aux quinones. A ce stade, l'artichaut, le radis noir peuvent aider.

En pratique

Les aliments favorisants la détoxication hépatique (phases I et II) des œstrogènes :

- Tous les crucifères : choux divers, cresson, roquette, navet, colza…
- Radis noir et artichaut.

Les aliments qui soutiennent la phase II d'une manière générale :

- Curcuma (curcumine).
- Romarin (herbes aromatiques séchées, en tisane).
- Zest de citron bio (limonène).
- Ail, oignon.
- Thé vert.

Aliments sources de vitamine B9 pour soutenir la méthylation :

- Epinards.
- Marrons, châtaignes.
- Melon.
- Haricots secs et pois chiches.
- Brocoli et chou-fleur
- Fraise.
- Levure de bière.
- Œufs de filière oméga-3 (Bleu-Blanc-Cœur®, Columbus®). NB : l'œuf contient aussi de la choline qui est un élément important pour la méthylation.
- Poireau et asperges.
- Mâche et petits pois.

NB : le foie est un aliment souvent préconisé pour l'apport de vitamine B9. Mais c'est un organe qui accumule les polluants (POPs)… Donc à éviter/limiter.

Le cas du pamplemousse

Nous avons vu les éléments permettant d'abaisser le taux d'œstrogène circulant ou bien de diminuer l'imprégnation (vers la voie d'œstrogènes « moins forts »). Maintenant, voyons quels aliments pourraient les élever, afin de les écarter du régime alimentaire protecteur contre l'endométriose...

C'est peut-être le cas du pamplemousse... En effet ce dernier mène à une diminution de leur élimination par le foie. Il se trouve que le pamplemousse est un inhibiteur du cytochrome CYP3A4 (enzyme de phase I). Il réduit donc l'élimination des œstrogènes et en augmente les concentrations dans le sang...

En réalité, il n'y a pas de données sur l'endométriose, seulement sur le cancer du sein : une étude a été réalisée pour vérifier l'association entre les apports de pamplemousse et le risque de cancer du sein [8]. Les auteurs ont utilisé la *Multiethnic Cohort Study* d'Hawaii-Los Angeles, une étude de cohorte prospective sur des femmes en post-ménopause de cinq races/groupes ethniques différents. Parmi l'ensemble des participantes, un total de 1 657 cas de cancer du sein a été rapporté et utilisé pour les analyses statistiques : par rapport aux non-consommatrices, celles qui mangent ¼ de pamplemousse par jour ou plus ont un risque significativement plus élevé (+30%). Les auteurs ont conclu que le pamplemousse pourrait augmenter le risque du cancer du sein, sachant qu'une telle augmentation du risque est comparable avec celle retrouvée pour les utilisatrices/non utilisatrices d'œstrogènes ou d'œstro-progestatifs.

En pratique

Pas de lien avéré avec l'endométriose, mais le principe de précaution est de mise vu que le pamplemousse peut augmenter les taux d'œstrogènes :

- Ne pas consommer quotidiennement le pamplemousse, seulement à l'occasion.
- Favoriser les autres agrumes (citrons, oranges, mandarines et clémentines).
- Consommer au contraire des zests de citron (citron frais bio ou zest en poudre bio) pour la détoxication hépatique.

Caféine

Beaucoup de femmes atteintes d'endométriose ont lu sur des forums que le café et la caféine sont délétères pour leur pathologie. Est-ce vrai ? Voyons ce que rapportent les études.

Une méta-analyse sur le sujet est justement disponible. Elle comprend 8 études (dont 6 études cas-témoins et 2 études de cohorte) pour un total de

1.407 femmes atteintes d'endométriose [9]. Le risque relatif est très légèrement augmenté mais les auteurs concluent en l'absence de preuve pour l'association entre café ou caféine et le risque d'endométriose...

Pour aller plus loin

Pour plus de détails voici les résultats de cette méta-analyse :

- Consommation de caféine *versus* aucune consommation : risque relatif (RR) = 1,26 (IC 95% 0,95-1,66).
- Consommation de café *versus* aucune consommation : RR = 1,13 (IC 95% 0,46-2,76).
- Total des deux : RR = 1.18 (CI 95% 0,92-1,49).
- Grande consommation de caféine *versus* aucune : RR = 1.09 (IC 95% 0,84-1,42).
- Petite consommation de caféine *versus* aucune : RR = 1.09 (IC 95% 0,89-1,33).

Pas de différence entre grande consommation ou petite consommation de caféine : il n'y a donc pas d'effet dose-réponse...

Si le café et/ou la caféine ne semblent pas avoir beaucoup d'importance dans le risque d'endométriose, peuvent-ils être consommés sans crainte ? Regardons maintenant de plus près leur incidence sur d'autres paramètres :

Caféine et œstrogènes :

Une étude sur des femmes en pré-ménopause a montré que les concentrations urinaires en œstrogènes étaient augmentées chez les femmes qui consommaient le plus de caféine *versus* celles qui en consomment le moins (quartile supérieur *versus* quartile inférieur). En ce qui concerne le taux de 16-alpha-hydroxyœstrone (rappelez-vous, le « mauvais œstrogène »), ce dernier était augmenté de 28%. Le ratio 2/16-alpha-hydroxyœstrone (rapport « bon »/« mauvais ») était abaissé, ce qui n'est pas une bonne chose [10].

Mais une autre étude a montré des résultats surprenants. La caféine semble bien moduler les taux d'œstrogènes, mais cela dépendrait de la boisson et de l'origine ethnique de la femme... En effet une étude qui a suivi 259 femmes sur deux cycles menstruels a mis en lumière ces découvertes : un apport de caféine supérieur à 200 mg/jour est inversement corrélé au taux d'œstradiol (dans le sang, à jeun) chez les femmes blanches et inversement chez les femmes asiatiques [11]. En termes plus simples, la caféine fait baisser le taux d'œstrogènes chez les femmes blanches et le fait augmenter chez les femmes asiatiques... Encore plus surprenant : les sodas caféinés et le thé vert sont associés à une augmentation du taux d'œstradiol chez les deux races ! Bien évidemment d'autres études sont requises avant d'en tirer la moindre conclusion. Ce type d'étude réalisée avec des questionnaires alimentaires peut comporter de nombreux biais. Par ailleurs, même si des ajustements statistiques ont été faits dans cette étude pour l'âge, l'adiposité, l'activité physique, les apports caloriques et d'alcool, ainsi que le degré de stress, il peut encore y avoir d'autres facteurs confondants (influençant les résultats).

Caféine et infertilité :

L'infertilité est un problème couramment rencontré avec l'endométriose. Plusieurs études ont montré un lien entre caféine et délai de conception. Une étude a recherché spécifiquement le lien entre caféine et infertilité associée à l'endométriose. Il en ressort un risque augmenté de +90% chez les femmes qui consomment 5,1 à 7 g de caféine par mois (≈1,8 à 2,5 tasses de café/jour) et de +60% pour plus de 7 g de caféine/mois. Il n'y a donc pas d'effet dose-réponse. Les auteurs, comme c'est la coutume, disent que ces données nécessitent d'autres études [12].

Une autre étude a montré que l'apport de 300mg de caféine par jour ou plus (1 café ≈ 95mg de caféine) était associé à une baisse de la fécondité, mais seulement chez les femmes qui fument [13]. Cette association entre forte consommation de caféine et infertilité n'est pas retrouvée chez celles qui fument, mais de toute façon le tabagisme est associé à une baisse de la fertilité !

Café, intestin et inflammation :

Au jour d'aujourd'hui, on sait que le café a de nombreux atouts santé. Oui, mais voilà, il ne "réussit" pas forcément à tout le monde. Il serait plutôt à déconseiller aux personnes anxieuses, stressées, insomniaques, qui ont une inflammation de l'estomac, du reflux gastro-œsophagien ou un syndrome de l'intestin irritable. En ce qui concerne le tube digestif, il faut savoir que les composés issus de la torréfaction sont particulièrement agressifs pour la muqueuse. Or bon nombres de femmes qui ont de l'endométriose ont aussi un syndrome de l'intestin irritable, et peut-être de l'hyperperméabilité intestinale…

Ces composés issus de la torréfaction sont des produits de Maillard : acrylamide, furane… Ils sont potentiellement inflammatoires *via* un stress oxydant (récepteurs RAGE, voir chapitre précédent)…

En pratique

Il n'existe pas de preuve forte entre café/caféine et endométriose. De plus, les données disponibles restent contradictoires, notamment au sujet de leur interaction avec les œstrogènes. Cependant, on sait que la caféine est associée au délai de conception ou à la baisse de la fécondité. Le café est aussi agressif pour la muqueuse digestive…
On peut par principe de précaution la limiter ou au moins ne pas en abuser. Les sodas caféinés sont de toute façon à éviter/limiter en raison de leurs multiples méfaits sur la santé !

Pour informations voici les taux de caféine de différents aliments et boissons :

Aliments	Quantité decaféine(mg)
Café filtre (une tasse de 125 ml)	95
Café à l'italienne (125 ml)	62
Café expresso (une petite tasse)	55
Red Bull (1 canette de 250ml)	52,5
Café instantané (125 ml)	45
Chocolat noir (une barre de 28 g)	45
Thé (une tasse de 250 ml)	45
Cola (une canette de 330 ml)	43
Thé vert (une tasse de 250ml)	30
Café décaféiné (150ml)	1-6

Sources : www.eureka.sante.fr, www.energydrink-fr.redbull.com et www.hc-sc.gc.ca (Santé Canada) et www.toutsurlecafe.fr

Important : pour les thés et cafés courants, la décaféination se fait à l'aide de solvants chimiques. En filière biologique ces méthodes sont interdites. Le processus est réalisé à l'aide d'eau gazéifiée. Donc, pour les versions décaféinées, le bio s'impose !

Alors quels conseils pratiques ?

On pourrait raisonnablement conseiller du café décaféiné bio, du thé vert ou même du thé vert déthéiné (disponible en magasins bio).

Alcool

On sait que l'alcool augmente légèrement les taux d'œstrogènes circulants. Une étude a montré, chez des femmes pré-ménopausées, que celles qui consomment plus d'un verre d'alcool par jour avaient un taux d'œstradiol (E2) 20% plus élevé [14]. On retrouve aussi cette augmentation chez des femmes post-ménopausées [15].

Et plus spécifiquement pour l'endométriose ? Une méta-analyse (incluant 15 études) aboutit à la conclusion qu'il existe une association entre consommation d'alcool et risque d'endométriose : au total pour toute consommation d'alcool *versus* aucune consommation le risque augmente de 24% [16].

Et le vin rouge ? Il faut rester prudent avec la consommation d'alcool dans le cadre de l'endométriose, mais il semblerait que les polyphénols du vin rouge aient des effets spécifiques. L'aromatase est une enzyme qui permet la formation d'œstrogènes à partir des androgènes. Il se trouve que les polyphénols du vin rouge agiraient comme anti-aromatase [17, 18]. A noter que du raisin rouge ou son simple jus n'apporteraient pas d'alcool…

Et la bière ? Là, c'est une autre histoire. Elle contient un phytœstrogène issu du houblon, nommé hopéine [19]. Ce dernier possède une action œstrogénique bien plus forte que la plupart des phytœstrogènes [20]… La consommation de bière serait peut-être à déconseiller. Cependant la hopéine a plus d'affinité pour les récepteurs alpha [21], alors que ce sont les récepteurs bêta qui posent le plus de problèmes dans l'endométriose (voir plus loin).

En pratique

- Vu l'existence d'une corrélation entre consommation d'alcool et risque d'endométriose, tenant compte du fait que l'alcool augmente le taux d'œstrogènes circulants, la consommation d'alcool est à déconseiller.
- Une consommation occasionnelle de vin rouge paraît raisonnable.

Phytœstrogènes : mieux les comprendre est une nécessité

Les phytœstrogènes sont des composés non stéroïdiens que l'on retrouve dans les végétaux. Ils ont une structure proche de l'œstradiol (E2), ce qui leur permet d'avoir une action œstrogénique, voire anti-œstrogénique dans certains cas. Ce dernier point est très important car le raccourci « phytœstrogène = œstrogène = un problème », est parfois faux ! La réalité scientifique est plus nuancée. Néanmoins, cela reste assez complexe.

Et puis les phytœstrogènes sont omniprésents dans les végétaux : il y en a dans le blé, le seigle, l'avoine, dans le petits pois, les haricots, l'ail, les fruits… ! Il ne faut pas nécessairement les éviter. En réalité, la plupart des phytœstrogènes sont de faibles œstrogènes et vont donc diminuer le climat œstrogénique en remplaçant les vrais estrogènes sur les récepteurs. Certains composés ont même des propriétés anti-œstrogéniques !

Les deux grands types de phytœstrogènes :

Il existe différentes classifications des phytœstrogènes, mais pour la plupart des auteurs, on les divise en deux classes :

- Les isoflavones (qui comprennent les coumestans).
- Et les lignanes.

Les récepteurs aux œstrogènes alpha et bêta :

Il existe deux types de récepteurs aux œstrogènes :

- Alpha : Erα.
- Bêta : Erβ.

Ces récepteurs sont répartis de façons différentes selon les tissus et organes. Par exemple, dans les cancers hormono-dépendants il y a une augmentation de l'expression des récepteurs Erα. Au niveau des seins, de l'utérus et des ovaires les deux types de récepteurs sont présents mais ce sont les Erα qui sont responsables des effets spécifiques sur ces cibles [3].

Au niveau du cerveau et des os, on retrouve les Erβ. Ceci explique pourquoi certains phytœstrogènes peuvent améliorer la densité osseuse…

Les phytœstrogènes ont une action plus ou moins forte, ou bien plus ou moins faible, sur les récepteurs Erα et Erβ.

Dans l'endométriose, il y a une surexpression des récepteurs Erβ dans les cellules endométriales (au-delà de 100 fois plus). C'est d'ailleurs ce problème qui conduit à la résistance à la progestérone et à l'inflammation (suppression des récepteurs à la progestérone et surexpression de la COX-2, une enzyme permettant la formation de prostaglandines inflammatoires) [22].

Pour aller plus loin

Activité œstrogénique de quelques phytœstrogènes en comparaison avec le 17β-œstradiol, sur les deux types de récepteurs [3]:

	ERα	ERβ
Œstradiol (E2)	100 (référence)	100 (référence)
Coumestrol	20	140
Génistéine	0,4	87
Daitzéine	0,1	0,5
Entérolactone	0,05	0,01
Biochanine A	<0,01	<0,01

On peut ainsi voir que l'entérolactone (formé dans l'intestin à partir du matairésinol, un lignane du lin ou du sésame) possède une activité 2000 fois inférieure sur les récepteurs alpha et 10000 fois inférieure sur les récepteurs bêta par rapport à l'œstradiol endogène. C'est donc un puissant anti-œstrogène !

On voit aussi que la génistéine et la daitzéine, isoflavones présentes dans le soja sont plus faibles que l'E2.

Le coumestrol, présent dans les légumineuses, l'alfalfa et dans le clou de girofle (en quantité importante) a par contre une activité supérieure à l'E2 sur l'Erβ.

Phytœstrogènes et flore intestinale :

Dans les aliments, les phytœstrogènes sont sous une forme non assimilable par les intestins. En effet, la molécule est accrochée à un sucre. C'est grâce aux bactéries de la flore intestinale que ce sucre est détaché et que le phytœstrogène peut passer dans le courant sanguin. Mais voilà, tout le monde n'a pas la même flore ! La capacité de libérer la forme aglycone (sans le sucre) varie grandement d'une personne à l'autre, ce qui peut aussi expliquer les résultats d'études parfois discordants sur les effets des phytœstrogènes quant à la santé humaine.

Les formes actives (aglycones) sont les suivantes :

- Pour les isoflavones : les équols.
- Pour les lignanes : les entérodiols et entérolactones [23].

En somme :

Les phytœstrogènes constituent un problème très complexe.

Car ils n'ont pas tous :

- La même activité œstrogénique.
- La même affinité pour les récepteurs alpha ou bêta (Erα ou Erβ).
- La même biodisponibilité (un phytœstrogène peut être fortement œstrogénique mais faiblement absorbé…).

Mais ce n'est pas tout :

- Leur concentration est variable selon l'aliment.
- Il peut y avoir une combinaison de différents phytœstrogènes au sein d'un même aliment.
- Leur transformation avant absorption dépend de la flore propre à chaque individu.
- Leur action sur la santé dépend depuis combien de temps ils sont consommés. Exemple du soja : depuis le plus jeune âge pour les asiatiques *versus* plus tard dans la vie pour les occidentaux.

Pour aller plus loin

Si l'on devait faire un classement du plus œstrogénique au moins œstrogénique, bien que cela reste purement spéculatif, nous aurions :
Coumestrol ≥ 8-prénylnaringénine (hopéine) > équol > génistéine > daidzéine > entérodiol > entérolactone [24].
Le premier de la liste est œstrogénique alors que le dernier est clairement anti-œstrogénique.

Et le soja ?

Plus concrètement, les femmes atteintes d'endométriose se demandent si elles peuvent consommer du soja ou non. Elles l'ont parfois abandonné suite à des lectures sur le net (par ailleurs sur des sites ou forums plus ou moins fiables…). Le soja a fait et continue de faire couler beaucoup d'encre. Essayons de connaître et mieux comprendre cet aliment si spécial :

Soja et phytœstrogènes :

Le soja est l'aliment le plus riche en isoflavones, loin devant les autres légumineuses.

Mais pas le plus riche en phytœstrogènes d'une manière générale car le lin en contient plus. Ces derniers sont néanmoins différents car il s'agit de lignanes (voir plus loin), et non d'isoflavones.

Les isoflavones du soja :

Les isoflavones constituent une sous-famille de flavonoïdes (polyphénols) aux propriétés œstrogéniques. Les éléments les plus courants de cette ensemble sont la génistéine, la daidzéine et la glycitéine (mais il en existe d'autres). La génistéine est la plus active et la plus abondante dans le soja.

Ce qu'il est important de savoir, c'est que le soja possède une activité œstrogénique plus faible que les vrais œstrogènes. En effet la daidzéine possède une activité 1000 fois moins forte sur les récepteurs alpha et 500 fois moindre sur les récepteurs bêta, comparativement à l'œstradiol (E2). Plus forte mais néanmoins inférieure à l'E2, la génistéine possède une activité 250 fois plus faible sur les récepteurs alpha et un peu plus basse (13 % de moins que l'E2) sur les récepteurs bêta. Cela veut dire que si ces isoflavones sont absorbées, ce qui dépend de la flore intestinale comme nous l'avons vu, elles tempèrent le climat œstrogénique à la baisse. Ceci peut expliquer pourquoi les femmes asiatiques ont un risque réduit de cancer du sein en raison d'une imprégnation œstrogénique moindre car elles consomment depuis le plus jeune âge des « pseudo-œstrogènes » moins forts que ceux que leur corps produit. Ils rentrent en compétition avec l'E2 sur les récepteurs aux œstrogènes et induisent une activité plus modérée. Mais cela dépend du type de récepteur et du tissu cible.

Soja et endométriose :

Tout ceci reste de la pure théorie. Est-ce que la consommation de soja et le risque d'endométriose ont été évalués ? La réponse est oui, avec une étude japonaise. Ont été recrutées138 femmes âgées de 20 à 45 ans. Elles ont été classées en trois groupes : groupe contrôle (pas d'endométriose), endométriose débutante (stades I et II) et endométriose avancée (stades III et IV). Les niveaux urinaires de génistéine et daidzéine ont été mesurés et utilisés comme marqueurs de la consommation d'isoflavones. Résultats : des niveaux plus élevés ont été associés à un risque réduit d'endométriose avancée, mais pas d'endométriose débutante [25].

Pour aller plus loin

Voici les résultats plus en détails :

Odds ratio quartile supérieur *versus* quartile inférieur :

- Génistéine : 0,21 (IC 95 % 0,06-0,76).
- Daidzéine : 0.29 (IC 95 % 0,08-1,03).

Les auteurs concluent en une réduction du risque d'endométriose chez les femmes japonaises avec la consommation d'isoflavones (alimentaires).

En pratique

La consommation de soja n'est probablement pas à éviter. Il faut bien comprendre que ses phytœstrogènes sont toujours moins forts que les réels œstrogènes...

Il existe quelques rares cas répertoriés dans la littérature scientifique de problèmes relatant une hyper-œstrogénie (des symptômes laissant penser à) induite par la consommation de soja, mais il s'agissait de quantités massives.

Une consommation modérée peut *a priori* ne pas nuire, au contraire. Une consommation massive est à proscrire.

Néanmoins chaque cas est unique. Si une femme atteinte d'endométriose trouve que la consommation de soja augmente ses problèmes, il est raisonnable pour elle de l'abandonner.

Dans le cas d'une ablation des ovaires menant à des taux d'œstrogènes effondrés (ce qui est le but) la consommation de soja est peut-être à éviter car elle recrée un climat œstrogénique, plus faible qu'avec de réels œstrogènes mais tout de même un climat œstrogénique...

Certaines personnes atteintes du syndrome de l'intestin irritable ne supportent pas le soja. Or ce syndrome est plus courant chez les femmes atteintes d'endométriose que chez les femmes qui en sont exemptes [26]. Il faut donc voir s'il est toléré ou non.

Nous voyons donc que pour le soja, les réponses se font au cas par cas.

Teneur en isoflavones des différents produits à base de soja [27]:

Aliment	Quantité	Teneur en isoflavones
Farine de soja	50 g	65 à 99 mg
Fèves de soja rôtis	50 g	64 mg
Fèves de soja cuites	125 ml	47 mg*
Tempeh	100 g	43 mg
Tofu	100 g	22 à 30 mg
Miso	25 g	10 mg
Yaourt soja / lait soja (tonyu)	100 ml	8 mg

Ce tableau permet de se rendre compte que le lait de soja (et les yaourts à partir duquel ils sont fabriqués) ne constitue pas la forme de soja la plus riche en isoflavones.

Les compléments alimentaires à base d'isoflavones de soja employés parfois contre les symptômes de la ménopause contiennent généralement 75mg/comprimé, c'est-à-dire l'équivalent de 9 yaourts de soja ! Si des craintes existent au sujet de ces compléments alimentaires, nous voyons que des quantités modérées d'aliments tels que yaourt de soja ou même tofu sont loin d'apporter autant d'isoflavones... Il y a certainement un effet dose-dépendant qui fait que seul le soja à haute dose provoque un effet œstrogénique marqué alors que des petites doses peuvent réduire le climat œstrogénique...

Et les graines de lin ?

Nous l'avons vu, de tous les aliments, le lin est le plus riche en phytœstrogènes. La grande différence avec le soja réside dans le fait qu'il s'agit de lignanes et non d'isoflavones. Le lin contient 800 fois plus de lignanes que la plupart des aliments du règne végétal [28]. Ces derniers, une fois convertis en entérodiols et entérolactones par le microbiote intestinal, vont agir comme de faibles œstrogènes, voire comme des anti-œstrogènes, mais aussi comme antioxydants [29]. Les graines de lin ont également d'autres propriétés permettant de réduire le climat œstrogénique (voir encadré plus bas).

Pour aller plus loin

L'action du lin sur le climat œstrogénique est particulièrement intéressante pour de nombreuses raisons :

- Agit comme faible œstrogène voire comme anti-œstrogène sur le récepteur.
- Favorise la sulfatation de l'œstradiol : forme inactive.
- Augmente l'affinité aux protéines porteuses : liés à la SHBG les œstrogènes sont une forme inactive.
- Module le métabolisme hépatique des œstrogènes (hydroxylases) : favorise la forme 2 non œstrogénique au détriment de la forme 16-alpha fortement œstrogénique [3].
- Agit comme un anti-aromatase [30] et empêche donc la formation d'œstrogènes à partir d'androgènes (androsténédiol).

D'autre part les graines de lin sont une excellente source d'oméga-3 (ALA). Ses lignanes ont aussi une activité antioxydante.

Lin et endométriose ?

A l'heure actuelle, il n'existe aucune étude sur l'interaction entre les lignanes des graines de lin et l'endométriose. En théorie, les graines de lin possèdent de nombreux avantages car elles permettraient de tempérer l'hyperostrogénie. Pourtant tous les sites internet et forums les déconseillent en cas d'endométriose… A tort ? Ou selon des expériences vécues ?

En pratique

Aucune donnée n'est disponible quant à la sureté des graines de lin en cas d'endométriose. Néanmoins toutes les données scientifiques que nous avons à l'heure actuelle laissent penser qu'elles pourraient diminuer le climat œstrogénique.

Il n'y a donc *a priori* pas de crainte à avoir quant à la consommation de graines de lin avec l'endométriose.

Néanmoins, chaque cas est unique. Si une femme atteinte d'endométriose remarque que la consommation de lin empire ses problèmes, il est raisonnable pour elle de l'abandonner.

Chirurgie, phytœstrogènes et statut hormonal

Dans le cas d'une hystérectomie avec salpingo-ovariectomie (ablation des ovaires), c'est-à-dire d'une ménopause chirurgicale, le problème des phytœstrogènes est différent. En effet, cette intervention a pour but d'effondrer les œstrogènes. En prenant des aliments riches en phytœstrogènes, on recrée artificiellement un climat œstrogénique. Il faut imaginer qu'en temps normal les phytœstrogènes diminuent le climat œstrogénique induit par les vraies hormones car ils sont plus faibles, mais quand on est en ménopause (physiologique ou chirurgicale), ils remontent ce climat œstrogénique... Ils sont donc ambivalents.

En pratique

En cas de ménopause physiologique ou d'hystérectomie avec salpingo-ovariectomie, il serait probablement plus sage d'éviter les aliments sources majeures de phytœstrogènes, comme le soja et peut-être les graines de lin (ainsi que les autres sources).

Et le lait finalement ?

Nous avons un peu abordé ce thème au troisième chapitre. Une petite étude a montré que des hommes, des enfants et des femmes (7, 6 et 5 respectivement dans l'étude) ont eu une très nette augmentation de l'excrétion urinaire d'estrone, d'estradiol, d'estriol et de pregnanediol (métabolite de la progestérone) après avoir bu du lait de vache [31]. Chez les hommes cela a même entraîné une chute de la testostérone (ainsi que de LH et FSH)... Les auteurs de l'étude ont conclu que les œstrogènes présents dans le lait sont bel et bien absorbés. Il est vrai qu'il existe de nombreuses polémiques au sujet des produits laitiers. Mais il est important de rappeler que le lait est un aliment destiné à la croissance d'un jeune mammifère, d'une autre espèce, et que son contenu en hormones n'est pas anodin, particulièrement dans le cas de l'endométriose où les œstrogènes (et l'inflammation) jouent un rôle central.

Conclusion

Il existe une multitude de facteurs nutritionnels pouvant moduler les œstrogènes, aussi bien sur leur quantité que sur leur activité : acides gras, fibres, crucifères, alcool, caféine, phytœstrogènes, etc. Il convient de bien les connaître afin de construire une alimentation protectrice, ce que nous verrons au chapitre suivant !

Références

1. Ahn SH, Monsanto SP, Miller C, Singh SS, Thomas R, Tayade C. Pathophysiology and Immune Dysfunction in Endometriosis. Biomed. Res. Int. 2015 ; 2015 : 795976.

2. Backonja U, Buck Louis GM, Lauver DR. Overall Adiposity, Adipose Tissue Distribution, and Endometriosis : A Systematic Review. Nurs. Res. 2016 Mar.-Apr. ; 65(2): 151-66.
3. Coudron O. Le climat œstrogénique et la nutrition. Gynécologie obstétrique. SiiN. www.siin.be
4. Monroe KR, Murphy SP, Henderson BE, Kolonel LN, Stanczyk FZ, Adlercreutz H, Pike MC. Dietary fiber intake and endogenous serum hormone levels in naturally postmenopausal Mexican American women : the Multiethnic Cohort Study. Nutr. Cancer 2007 ; 58(2): 127-35.
5. Bradlow HL, Telang NT, Sepkovic DW, Osborne MP. 2-hydroxyestrone : the 'good' estrogen. J. Endocrino. 1996 Sep. ;150 Suppl. : S259-65.
6. Fuhrman BJ, Schairer C, Gail MH, Boyd-Morin J, Xu X, Sue LY, Buys SS, Isaacs C, Keefer LK, Veenstra TD, Berg CD, Hoover RN, Ziegler RG. Estrogen metabolism and risk of breast cancer in postmenopausal women. J. Natl. Cancer Inst. 2012 Feb. 22 ; 104(4): 326-39.
7. Kall MA, Vang O, Clausen J. Effects of dietary broccoli on human *in vivo* drug metabolizing enzymes : evaluation of caffeine, œstrone and chlorzoxazone metabolism. Carcinogenesis 1996 Apr. ; 17(4):793-9.
8. Monroe KR, Murphy SP, Kolonel LN, Pike MC. Prospective study of grapefruit intake and risk of breast cancer in postmenopausal women : the Multiethnic Cohort Study. Br. J. Cancer 2007 Aug. 6 ; 97(3): 440-5.
9. Chiaffarino F, Bravi F, Cipriani S, Parazzini F, Ricci E, Viganò P, La Vecchia C. Coffee and caffeine intake and risk of endometriosis : a meta-analysis. Eur. J. Nut. 2014 Oct. ; 53(7): 1573-9.
10. Sisti JS, Hankinson SE, Caporaso NE, Gu F, Tamimi RM, Rosner B, Xu X, Ziegler R, Eliassen AH. Caffeine, Coffee, and Tea Intake and Urinary Estrogens and Estrogen Metabolites in Premenopausal Women. Cancer Epidemiol. Biomarkers Prev. 2015 Aug. ; 24(8): 1174-83.
11. Schliep KC, Schisterman EF, Mumford SL, Pollack AZ, Zhang C, Ye A, Stanford JB, Hammoud AO, Porucznik CA, Wactawski-Wende J. Caffeinated beverage intake and reproductive hormones among premenopausal women in the BioCycle Study. Am. J. Clin. Nutr. 2012 Feb. ; 95(2): 488-97.
12. Grodstein F, Goldman MB, Ryan L, Cramer DW. Relation of female infertility to consumption of caffeinated beverages. Am. J. Epidemiol. 1993 Jun. 15 ; 137(12): 1353-60.
13. Stanton CK, Gray RH. Effects of caffeine consumption on delayed conception. Am. J. Epidemiol. 1995 Dec. 15 ; 142(12): 1322-9.
14. Maskarinec G, Morimoto Y, Takata Y, Murphy SP, Stanczyk FZ. Alcohol and dietary fibre intakes affect circulating sex hormones among premenopausal women. Public Health Nutr. 2006 Oct. ; 9(7): 875-81.
15. Gavaler JS, Deal SR, Van Thiel DH, Arria A, Allan MJ. Alcohol and estrogen levels in postmenopausal women : the spectrum of effect. Alcohol Clin. Exp. Res. 1993 Aug. ; 17(4): 786-90.
16. Parazzini F, Cipriani S, Bravi F, Pelucchi C, Chiaffarino F, Ricci E, Viganò P. A metaanalysis on alcohol consumption and risk of endometriosis. Am. J. Obstet. Gynecol. 2013 Aug. ; 209(2): 106.
17. Eng ET, Williams D, Mandava U, Kirma N, Tekmal RR, Chen S. Suppression of aromatase (estrogen synthetase) by red wine phytochemicals. Breast Cancer Res. Treat. 2001 May ; 67(2): 133-46.
18. Shufelt C, Merz CN, Yang Y, Kirschner J, Polk D, Stanczyk F, Paul-Labrador M, Braunstein GD. Red *versus* white wine as a nutritional aromatase inhibitor in premenopausal women : a pilot study. J. Womens Health (Larchmt) 2012 Mar. ; 21(3): 281-4.
19. Milligan SR, Kalita JC, Heyerick A, Rong H, De Cooman L, De Keukeleire D. Identification of a potent phytœstrogen in hops (Humulus lupulus L.) and beer. J. Clin. Endocrinol. Metab. 1999 Jun. ; 84(6): 2249-52.

20. Milligan S, Kalita J, Pocock V, Heyerick A, De Cooman L, Rong H, De Keukeleire D. Œstrogenic activity of the hop phyto-oestrogen, 8-prenylnaringenin. Reproduction 2002 Feb.; 123(2): 235-42.
21. Schaefer O, Hümpel M, Fritzemeier KH, Bohlmann R, Schleuning WD. 8-Prenyl naringenin is a potent ERalpha selective phytoestrogen present in hops and beer. J. Steroid Biochem. Mol. Biol. 2003 Feb.; 84(2-3): 359-60.
22. Bulun SE, Monsavais D, Pavone ME, Dyson M, Xue Q, Attar E, Tokunaga H, Su EJ. Role of estrogen receptor-β in endometriosis. Semin. Reprod. Med. 2012 Jan.; 30(1): 39-45.
23. Landete JM, Arqués J, Medina M, Gaya P, De La Rivas B, Muñoz R. Bioactivation of Phytoestrogens: Intestinal Bacteria and Health. Crit. Rev. Food Sci. Nutr. 2015 Apr. 7:0.
24. Institut Français pour la Nutrition (IFN). Phyto-œstrogènes et santé: bénéfices et inconvénients. Lettre scientifique de l'IFN Avril 2010 N°143.
25. Tsuchiya M, Miura T, Hanaoka T, Iwasaki M, Sasaki H, Tanaka T, Nakao H, Katoh T, Ikenoue T, Kabuto M, Tsugane S. Effect of soy isoflavones on endometriosis: interaction with estrogen receptor 2 gene polymorphism. Epidemiology 2007 May;18(3): 402-8.
26. Wu CY, Chang WP, Chang YH, Li CP, Chuang CM. The risk of irritable bowel syndrome in patients with endometriosis during a 5-year follow-up: a nationwide population-based cohort study. Int. J. Colorectal Dis. 2015 Jul.; 30(7): 907-12.
27. Passeport santé. Protéines et isoflavones de soja: http://www.passeportsante.net/fr/Solutions/PlantesSupplements/Fiche.aspx?doc=isoflavones_ps
28. Goyal A, Sharma V, Upadhyay N, Gill S, Sihag M. Flax and flaxseed oil: an ancient medicine & modern functional food. J. Food Sci. Technol. 2014 Sep.; 51(9): 1633–1653.
29. Adlercreutz H. Lignans and human health. Crit. Rev. Clin. Lab. Sci. 2007; 44(5-6): 483-525.
30. McCann SE, Edge SB, Hicks DG, Thompson LU, Morrison CD, Fetterly G, Andrews C, Clark K, Wilton J, Kulkarni S. A pilot study comparing the effect of flaxseed, aromatase inhibitor, and the combination on breast tumor biomarkers. Nutr. Cancer 2014; 66(4): 566-75.
31. Maruyama K, Oshima T, Ohyama K. Exposure to exogenous estrogen through intake of commercial milk produced from pregnant cows. Pediatr. Int. 2010 Feb.; 52(1): 33-8.

Chapitre 6

METTRE EN PLACE UN RÉGIME PROTECTEUR

(ÉTAPE N° 1)

A l'action !

Ça y est, nous y sommes ! Il est temps de mettre en pratique tous les éléments vus aux précédents chapitres. Cette nouvelle alimentation pourra être suivie au long cours, sans aucun risque de carence ou de problème de santé. Au contraire, cette dernière est basée sur ce que l'on nomme désormais « l'alimentation-santé », un modèle alimentaire qui vise justement à optimiser la santé. Voyons maintenant comment construire une alimentation protectrice selon les différents paramètres examinés.

Rappel sur les aliments/nutriments à favoriser et ceux à éviter/limiter

Si vous commencez la lecture du livre par ce chapitre, il est important de se reporter aux chapitres précédents pour comprendre les mécanismes précis. Il existe aussi des nuances à bien prendre en compte.

Selon les études d'observations disponibles sur le lien entre aliments et risque d'être diagnostiquée avec de l'endométriose :

✓ Aliments à favoriser : les légumes.

○ Aliments à éviter/limiter fortement : le bœuf et les autres viandes rouges, ainsi que la charcuterie.

✓ Nutriments à favoriser : oméga-3 longues chaînes (EPA et DHA).

○ Nutriments à éviter/limiter fortement : les acides gras *trans* et l'acide palmitique.

Selon les principes d'un régime anti-inflammatoires :

✓ Aliments à favoriser : fruits et légumes colorés, viandes blanches, poissons maigres et surtout gras, œufs de filière oméga-3, huiles et oléagineux riches en acides gras oméga-3.

○ Aliments à éviter/limiter fortement : le sucre, les aliments sucrés, les produits à base de farines raffinées, le gras animal (excepté poissons), les huiles riches en oméga-6, et tous les aliments industriels.

✓ Nutriments à favoriser : oméga-3 longues chaînes (EPA et DHA), oméga-3 végétaux dans le but de corriger le ratio oméga-6/oméga3, polyphénols.

○ Nutriments à éviter/limiter fortement : l'acide arachidonique et les acides gras *trans*.

Pour limiter l'exposition aux perturbateurs endocriniens :

✓ Aliments à favoriser : végétaux ! Biologiques !

○ Aliments à éviter/limiter fortement : graisses animales, gras laitier.

✓Contenants alimentaires et ustensiles de cuisine à favoriser: verre, inox 18/10 et céramique. Les contenants plastiques ayant les pictogrammes 1, 2, 4 et 5 sont acceptables (jamais d'aliments/boisons chauds ou acides dedans !). Mais d'une manière générale, il vaut mieux éviter le plastique.

○ Contenants alimentaires et ustensiles de cuisine à éviter : boîtes plastiques, film alimentaire (film étirable), boîtes de conserve et canettes métalliques, poêles et casseroles avec PFOA (un ancien composant utilisé dans le Téflon®). Les contenants plastiques ayant les pictogrammes 3, 6 et 7 sont totalement à proscrire.

Pour limiter l'exposition à de véritables œstrogènes dans l'alimentation:

○ Aliments à éviter/limiter fortement: lait et produits laitiers.

Pour diminuer le climat œstrogénique:

✓Aliments à favoriser: les crucifères, les graines de lin.

○ Aliments à éviter/limiter fortement: pamplemousse, café, boissons et aliments contenants de la caféine, boissons alcoolisées.

✓Nutriments à favoriser: les fibres et les oméga-3.

○ Nutriments à éviter/limiter fortement: acides gras saturés, caféine et alcool.

Détails sur les différents groupes d'aliments

Le groupe viandes-poissons-œufs:

On retrouve dans ce groupe alimentaire les principaux produits animaux sources de protéines, de fer, de vitamines B12 et de bien d'autres nutriments. Croire qu'ils sont absolument nécessaires est une notion erronée [1]. Un régime 100 % végétal est possible à n'importe quel stade de la vie, selon l'*Academy of Nutrition and Dietetics*, la plus grande association de professionnels de la nutrition au monde [2]. Sans aller jusque-là, on peut rassurer sur le fait que réduire les protéines animales ne pose aucun problème, bien au contraire. L'excès de protéines animales est associé à de nombreuses maladies métaboliques: obésité [3], diabète de type 2 et certains cancers [4]. Une étude a montré que les personnes (des sujets âgés de 50 à 65 ans) consommant une grande quantité de protéines ont un risque de mortalité toutes causes confondues augmentée de 75% et un risque de décès par cancer multiplié par 4 ! Mais ces associations sont abolies s'il s'agit de protéines végétales ! [5].

Les premières consignes visent à éviter les viandes rouges et les charcuteries car une étude a montré une association franche entre leur forte consommation et le risque d'endométriose [6]. On peut aussi considérer le profil spécifique en acides gras des viandes de ruminants: elles apportent des acides gras *trans* et une quantité relativement importante d'acides gras saturés (dont l'acide palmitique). Elles contiennent aussi de la caséine (se reporter au chapitre suivant pour les informations sur les hypersensibilités alimentaires).

D'une manière générale, on se reportera sur les autres types de viandes, blanches et plus maigres : poulet, dinde, lapin, parties maigres du porc... On peut avantageusement choisir des viandes issues de filières oméga-3 (Bleu-Blanc-Cœur®). Pour connaître les différents aliments disponibles sur le marché ayant le label Bleu-Blanc-Cœur® vous pouvez obtenir une liste exhaustive sur le site www.bleu-blanc-cœur.org.

Pour les poissons, les recommandations actuelles de santé publique ont tout leur sens (tout au moins en ce qui concerne le poisson !) : deux fois par semaine du poisson dont une fois du gras. Cela permet de couvrir les besoins en oméga-3 longue chaîne (EPA et DHA), ceux qui ont montré un rôle protecteur contre l'endométriose [7]. Une consommation plus importante pourrait poser problème en termes d'exposition à des POPs. Une consommation bihebdomadaire de petits poissons gras (sardines et maquereaux) semble raisonnable en raison de leur moindre bioaccumulation (les poissons plus petits soins moins pollués que les gros). Pour des apports supplémentaires en EPA/DHA on pourra opter pour un complément alimentaire d'huile de poisson décontaminée par distillation moléculaire (voir chapitre 8).

Pour les œufs, le choix de la filière du lin fera une différence considérable. En effet, les poules recevant 10 % de leur ration en graine de lin produisent des œufs 10 fois plus riches en oméga-3 ALA avec un taux doublé d'EPA/DPA/DHA [8, 9] et un ratio oméga-6/oméga-3 de seulement 1,75/1 contre 42/1 pour des œufs classiques, même biologiques [10]. On trouve de tels œufs en France avec le label Bleu-Blanc-Cœur® chez Système U®, Franprix®, ainsi que de la marque Lustucru®. En Belgique les œufs oméga-3 se trouvent sous la marque Columbus®.

Les produits laitiers :

Comme nous l'avons vu au chapitre 3, les études n'ont pas montré d'effets délétères des produits laitiers sur le risque d'endométriose. Pourtant nombreuses sont les femmes atteintes de cette maladie qui les évitent. On a surtout peur des hormones et facteurs de croissance naturellement présents dans ces aliments. Apparemment, les facteurs de croissance pourraient être détruits dans l'intestin et non absorbés (ou en quantité très faible ?). Et les hormones stéroïdiennes ? Elles, le pourraient, comme nous l'avons vu au chapitre précédent. Au-delà de ces problèmes, les protéines laitières, comme toutes les protéines, engendre une sécrétion accrue de facteurs de croissance endogènes, c'est-à-dire nos propres facteurs de croissance, notamment l'IGF-1. En réduisant les apports en protéines, excédentaires dans la diète occidentale, on diminue l'IGF-1 (mais d'autres facteurs de croissance sont impliqués dans l'endométriose).

Il faut aussi remettre les choses dans leur contexte. La plupart des informations sur l'alimentation et l'endométriose (informations de masse, pas nécessairement scientifiques) viennent de sites internet nord-américains. Aux États-Unis, on utilise des hormones exogènes (injections) dans les élevages bovins, ce qui n'est pas le cas en Europe…

Mais on retrouvera quoiqu'il arrive des œstrogènes dans le lait, qu'il soit de ferme, bio, etc. La vache est inséminée toute sa vie (tous les 10 mois) pour pouvoir donner du lait, qu'il n'y aurait pas sans naissance du veau. Traite pendant 9 mois avec un mois de pause avant de mettre bas (gestation de 300 jours), la vache donne donc un produit hormonal. Ceci est important à prendre en considération car les produits laitiers diffèrent des autres aliments sur ce point.

Certaines femmes évitent uniquement les produits à base de lait de vache. Il est par contre nécessaire de savoir ce qu'il en est vraiment : les produits de chèvre et brebis contiennent eux aussi des acides gras *trans*, de l'acide arachidonique et de l'acide palmitique. Ils possèdent eux aussi des hormones et facteurs de croissance (plus préoccupant sur le plan des hormones sexuelles que des facteurs de croissance). Ils fixent également les POPs… On peut néanmoins admettre qu'ils sont de meilleure qualité car les chèvres et brebis ont une alimentation sélective. On ne peut pas leur faire avaler n'importe quoi, contrairement aux vaches !

La principale motivation à la substitution des produits de vache par les équivalents de chèvre et brebis est le fait que les protéines de ces dernières sont moins antigéniques dans l'intestin. En d'autres termes, elles activeraient moins le système immunitaire et engendreraient moins de réactions inflammatoires. Mais cela dépend du degré d'hypersensibilité aux protéines laitières ; tout le monde n'est peut-être pas intolérant à la caséine du lait… Et le fait de mieux tolérer chèvre et brebis n'est pas une règle absolue (on peut ne supporter aucun produit laitier si l'on a beaucoup d'IgG anti-caséine). Ces différents points seront abordés au chapitre suivant.

Donc, les premières consignes consistent en un choix de produits laitiers plutôt maigres et pourquoi pas, s'ils sont mieux tolérés (générant moins d'inflammation et de douleurs), chèvre et brebis plutôt que vache. La quantité journalière est aussi importante. Nombre d'auteurs et scientifiques remettent en cause les 3 à 4 produits laitiers par jour préconisés dans les messages de santé publique. Peut-être qu'une seule portion suffirait, les laits végétaux enrichis complétant les apports en calcium. Nous verrons au chapitre suivant que ne consommer aucun produit laitier est aussi possible et n'engendre aucune carence comme on essaierait de nous le faire croire.

Substituts végétaux aux produits laitiers :

Yaourts de soja, crèmes dessert à base de chanvre, d'avoine, de riz, de coco, etc. se développent et occupent maintenant une place importante dans les magasins d'alimentation biologique. En grande surface, on retrouve surtout les produits à base de soja. Comme nous l'avons vu au chapitre sur les perturbateurs endocriniens, le soja ne pose probablement pas de souci. La peur des œstrogènes pousse certaines femmes à l'éviter mais les phytœstrogènes ne sont pas des œstrogènes ; ils sont généralement bien moins puissants que l'œstradiol. Une étude japonaise (la seule sur l'endométriose et le soja) a même montré un effet protecteur [11]. Si le soja n'induit pas d'effet délétère (digestion, douleurs menstruelles), il peut être consommé pour son effet modérateur sur le climat œstrogénique. Les crèmes desserts à base de riz n'ont pas grand intérêt nutritionnel. Elles sont très sucrées et leur index glycémique est élevé. Celles à l'avoine et à l'amande sont un peu plus intéressantes. Récemment des desserts à base de chanvre ont été développés (*Délice de chanvre*, Sojade®). Ils ont l'avantage d'apporter un peu de protéines et d'oméga-3. Il faut de la modération avec tous ces produits car ils sont tous très sucrés (excepté le yaourt de soja nature).

En ce qui concerne les boissons végétales couramment appelés « laits végétaux », le choix est assez vaste : soja, avoine, riz, amande, noisette, chanvre, quinoa, châtaigne, etc. Ils ont tous des valeurs nutritionnels différentes, par exemple beaucoup de protéines pour le lait de soja et quasiment pas pour le lait de riz. Le sucrage du produit est très variable également. Dans la mesure du possible, les choisir sans carraghénanes (additif naturel mais douteux sur le plan de la santé [12-14]) et enrichis en calcium. L'ajout de calcium aux boissons végétales n'est pas automatique, il faut bien lire les étiquettes. Le meilleur choix est un lait contenant du lithothamne (algue calcaire alcalinaisante) plutôt que du phosphate de calcium (sel acidifiant). Ces produits apportent la même quantité de calcium que du lait de vache, soit 120mg pour 100ml, et constituent donc une « assurance » pour couvrir les besoins en ce minéral quand la consommation de produits laitiers est basse.

Le pain :

Vous aurez certainement entendu dire que le pain moderne ne vaut plus rien. Et ce n'est pas faux ! En effet, la farine utilisée est souvent blanche, donc dépouillée de tous ses micronutriments, du gluten est rajouté (comme s'il n'y en avait pas assez !), la fermentation à la levure est trop rapide, etc. Le produit fini est peu nutritif, probablement mal toléré par une partie de la population, et son index glycémique est très élevé. On peut dire qu'il agit comme un sucre plus rapide que le sucre blanc !

Le premier conseil est de sélectionner un pain non blanc, si possible à base de farine complète. Ensuite, il se doit d'être bio car l'enveloppe externe des céréales complètes fixe beaucoup les pesticides. Pour finir, le choisir au levain plutôt qu'à la levure. Les céréales complètes sont riches en acide phytique qui emprisonne certains minéraux (les cations : magnésium, calcium, zinc, fer, etc.), ce qui empêche leur absorption. La fermentation à la levure (fermentation rapide) laisse intact l'acide phytique, alors que la fermentation au levain (lente) permet sa destruction. En fait, ce sont les bactéries du levain qui produisent une enzyme, la phytase, permettant de « désactiver » l'acide phytique et une bonne assimilation des minéraux.

Un autre point important est peut-être le choix de la(les) farine(s). Le blé complet est riche en fibres insolubles. Ces dernières sont laxatives mais n'ont pas l'effet bénéfique sur le contrôle glycémique (taux stable de sucre dans le sang) comme l'ont les fibres solubles. Des céréales comme l'avoine, l'orge, le seigle ont, elles, plus de fibres solubles. Elles permettent la formation d'un gel visqueux dans l'intestin qui freine la diffusion du glucose dans le sang. Pour ces raisons les pains de seigle foncé (riche en farine de seigle complète) et le pain multi-céréales sont préférables au simple pain complet à base de farine de blé.

Le pain au petit épeautre est parfois choisi par les personnes voulant limiter le gluten car ce blé ancien en contient moins. Néanmoins c'est l'éviction totale du gluten qui produit généralement des résultats... Bien que très onéreux, c'est par contre un excellent produit. Le problème du gluten sera abordé au chapitre suivant.

Les féculents :

On trouve dans cette catégorie les différents aliments farineux. Ils apportent de l'amidon, un sucre complexe. Après digestion, l'amidon est cassé en petites molécules de glucose. En ce qui concerne les produits céréaliers, le principal conseil est de les prendre complets : riz complet, pâtes complètes, boulgour, etc. Cela permettra de conserver les micronutriments associés aux fibres (vitamines et minéraux notamment). Les légumes secs (lentilles, pois chiches, haricots secs, pois, fèves, etc.) ont néanmoins plusieurs avantages par rapport aux céréales : plus de fibres, plus de protéines, des prébiotiques qui nourrissent la flore intestinale (les GOS), de l'amylose (un amidon plus résistant à la digestion que celui des céréales). C'est ce dernier point qui fait que les légumineuses ont un index glycémique (IG) plus bas que les céréales. Les céréales sont riches en amylopectine (amidon rapide) et les légumes secs en amylose (amidon lent). Sur le plan des protéines végétales les céréales et les légumes secs se complètent : les acides aminés, blocs de construction des protéines, qui manquent dans l'un se retrouvent dans l'autre et inversement (les protéines végétales sont dites incomplètes, mais ce n'est finalement pas un problème). Il est néanmoins actuellement établi qu'il n'est pas obligatoire de les consommer au même repas pour la complémentarité des protéines, l'équilibre pouvant se faire sur la journée, voire plus. Pour les tubercules, les patates douces sont supérieures aux pommes de terre : plus de fibres, plus de micronutriments et un IG plus bas.

Les céréales pour petit déjeuner :

On peut dire qu'il y a à boire et à manger dans cette catégorie ! Certains produits sont sains alors que d'autres ne sont que des sucreries déguisées en petit déjeuner. Pour faire simple, il y a deux choses à connaître : la première est que la plupart des céréales pour petit déjeuner sont bourrées de sucre, y compris celles destinées à conserver la ligne ! Ces dernières sont certes faibles en matières grasse mais l'adjonction de sucre et/ou de sirop de glucose leur enlève tout bénéfice. Il faut donc se tourner vers les modèles sans sucre ajouté. Le deuxième élément critique est la transformation industrielle. Le fait de souffler la céréale modifie la structure biochimique de son amidon, le transformant en un véritable sucre rapide (bien qu'étant un sucre complexe). C'est ainsi qu'une céréale complète saine devient une bombe glycémique une fois soufflée. Toutes les céréales extrudées ou soufflées voient leur IG bondir. Il faut donc acheter des flocons non transformés, c'est-à-dire du porridge ou des mueslis (sans sucre ajouté ni flocons soufflés).

Les fruits :

Le premier conseil serait le suivant : pas un jour sans un fruit ! Mais aller au-delà est bien évidemment souhaitable. La variété, la saisonnalité sont des concepts importants pour le choix des fruits. On restera prudent pour le pamplemousse qui élève le taux d'œstrogènes circulants (inhibiteur du cytochrome CYP3A4, voir au chapitre précédent). Enfin le dernier conseil serait de toujours choisir bio les fruits les plus traités : cerises, fraises, nectarines, pêches, poires, pommes et raisin.

Les légumes :

Les légumes sont d'une importance capitale pour la santé. Et nous avons vu au chapitre 3 qu'ils seraient protecteurs contre l'endométriose [6]... Il est donc important d'en consommer largement (selon les possibilités intestinales de chaque femme). Crus ou cuits ? Les deux ont leurs avantages et inconvénients. Notamment, les l'apport de crudités permettent de garder intactes les vitamines thermosensibles, comme la vitamine C et la B9. Mais d'un autre côté la cuisson améliore la biodisponibilité des caroténoïdes, comme le lycopène de la tomate par exemple. Les conseils restent les mêmes que pour les fruits : varier le plus possible et suivre les saisons. Les consommer biologiques, particulièrement pour les plus traités : carottes, céleri, chou frisé, poivron et laitue. Qui penserait à prendre absolument bio la laitue et les carottes ? Pourtant ce sont les légumes les plus traités...

Les matières grasses :

Comme nous l'avons vu les oméga-3 sont importants, à la fois parce qu'ils ont montré un rôle protecteur contre l'endométriose [7], mais aussi parce qu'ils sont anti-inflammatoires. C'est d'ailleurs très certainement pour cette raison qu'ils sont bénéfiques pour l'endométriose : c'est une pathologie inflammatoire (entre autres).

Il est important de rappeler qu'il y a différents types d'oméga-3 :

- L'EPA précurseur de la prostaglandine E3 anti-inflammatoire (entre autres). On peut s'en fournir grâce aux poissons gras, et non pas dans les huiles végétales (il existe néanmoins une huile végétale enrichie en EPA et DHA marins : Quintesens® 50+).
- Le DHA précurseur de résolvines qui stoppent l'inflammation. On en trouve dans les poissons gras, ainsi que dans le jaune d'œufs issus de filières oméga-3 (Œufs Bleu-Blanc-Cœur® ou Columbus®).
- Le SDA, oméga-3 très rare dans l'alimentation. C'est un acide gras qui a 1 étape de biotransformation d'avance par rapport à l'ALA. On peut s'en procurer 1 % dans l'huile de chanvre, plus dans l'huile de pépins de cassis mais il s'agit d'un complément alimentaire en capsules. Le SDA est connu pour avoir un taux de conversion en EPA de 20 %. Il a donc une assez bonne capacité à se convertir en une forme active et anti-inflammatoire d'oméga-3.
- L'ALA (acide alpha-linolénique) est un oméga-3 plus court. Il est considéré comme un acide gras essentiel car l'organisme ne sait pas le fabriquer. On le trouve dans certains végétaux comme le lin, la cameline, le colza, les noix et le chanvre. Il y a donc peu de sources. On ne peut donc pas faire l'impasse sur ces derniers. On verra certainement dans le futur apparaître d'autres sources, plus exotiques ou bien considérés comme des *novel foods* : perilla, sacha inchi, ichtium et ahiflower.

La quantité d'oméga-3 n'est pas le seul facteur à prendre en compte. Il faut aussi se soucier de l'équilibre entre oméga-6 et oméga-3. Le ratio idéal est de 4 oméga-6 pour 1 oméga-3 (4/1). On peut cependant descendre à 2/1, voire 1/1 pour optimiser la conversion de l'ALA en EPA (important si régime végétalien, sinon 4/1 est correct). Mais il ne faut pas faire une obsession de ce ratio. Un aliment avec un ratio élevé peut être compensé par de l'huile de lin par exemple. C'est l'équilibre de la journée qui compte. A ce titre les huiles de lin et cameline ne doivent pas être les seules sources de lipides car le ratio est inversé (plus petit que 1/1). On doit donc les mélanger à une autre huile.

Sur de très nombreux sites internet étasuniens, on retrouve souvent le conseil d'éviter l'huile de colza (= canola). Il faut savoir qu'outre-atlantique l'huile de colza est raffinée (donc dénaturée et abîmée). L'huile de colza biologique, vierge de première pression à froid, en bouteille de verre teinté, y est quasi introuvable. En Europe, il est facile de trouver une telle huile. L'huile de colza bio, vierge de première pression à froid, ne pose donc pas de problème, au contraire. Sous cette forme, elle ne contient pas d'acides gras *trans* et de peroxydes (si elle est bien conservée).

En pratique

Matières grasses courantes en grandes surfaces et magasins bio	Taux d'oméga-3 en % (g/100g)	Quantité d'oméga-3 pour 1 portion (càc = cuillère à café ; càs = cuillère à soupe)	Quantité pour obtenir 2g d'ALA/jour (≈ dose recommandée)
Huile de colza	8	1 càs = 10g = 0,8g	2 càs ½
Huile de noix	11	1 càs = 10g = 1,1g	2 càs
Huile de chanvre	17	1 càs = 10g = 1,7g	1 càs ¼
Huile de cameline	31	1 càc = 5g = 1,5g	1 càc ½
Huile de lin	54	1 càc = 5g = 2,7g	¾ càc
Primevère®	3,5	2 càc = 10g = 0,35g	60g !
Bécel® Light	3,9	2 càc = 10g = 0,39g	50g !
St Hubert® oméga-3	5,3	2 càc = 10g = 0,53g	40g !

En pratique

Les huiles de colza, noix et chanvre sont équilibrées et peuvent être utilisées seules, en vinaigrette. Les huiles de lin et cameline doivent être coupées (sauf si source majeure d'oméga-6 associée).

Les minarines ci-dessous sont équilibrées (ratios compris entre 3/1 et 1,5/1).

D'autres produits existent ; il faut lire les étiquettes.

Matières grasses courantes en grandes surfaces et magasins bio

Matières grasses	Ratio oméga-6/oméga-3
Huile de colza	2,2 (excellent ratio !)
Huile de noix	5
Huile de chanvre	3,3
Huile de cameline	0,6
Huile de lin	0,25
Primevère® (France)	2,3
Bécel® Light (Belgique)	3
St Hubert® oméga-3 (France)	1,5

Nombreuses sont les personnes qui ont entendu toutes sortes d'horreurs sur les margarines, et ce, à juste titre. Seulement, il ne faut pas toutes les mettre dans le même panier. Les anciennes margarines à base d'huiles végétales hydrogénées sont en effet un vrai poison. Ce processus industriel permet de rendre dure une huile liquide. Soit l'hydrogénation est totale et il n'y a que des acides gras saturés, soit elle est partielle (c'est souvent le cas) et il subsiste des acides gras *trans* (ex: acide élaïdique). On reconnaît ce type de produit car la margarine est emballée dans un papier aluminium et elle est particulièrement dure. Les margarines modernes sont quant à elles différentes : ce sont des émulsions. On part généralement sur une base d'huile de palme (ou bien palmiste ou bien coco ou bien un mélange de celles-ci), puis des huiles, de l'eau, des émulsifiants, du bêta-carotène sont ajoutés pour former l'émulsion. Sans huile concrète (dure) comme la palme, le produit ressemblerait à une mayonnaise... Mais attention, bien qu'ayant de l'huile de palme dans sa formule, une margarine contient 2 fois moins d'acide palmitique que le beurre, et ce, à pourcentage de lipides équivalent. Si l'on prend une minarine (margarine plus faible en matières grasses), il y en a 3 à 4 fois moins. Il est donc important de rappeler que certes l'huile de palme est la plus grande source d'acide palmitique (43,5%), mais que les graisses animales en sont généralement, dans l'alimentation, la première source (20 à 25% du gras animal est de l'acide palmitique). Par contre, dans le corps, l'acide palmitique peut être produit à partir du glucose ou de l'alcool.

Il est toutefois important de rappeler que les margarines (ou les minarines moins grasses), même non hydrogénées, sont fabriquées à partir d'huiles raffinées. Elles ne sont donc pas aussi qualitatives que des huiles vierges de première pression à froids biologiques. Néanmoins une consommation modérée est acceptable, en lieu et place du beurre (fixateur de plastifiants et dioxines).

On peut désormais trouver des minarines aux oméga-3 sans huile de palme. Il s'agit de St Hubert® oméga-3 sans huile de palme. Elle est composée d'huiles de colza, de coprah ou coco (10%), de lin et de karité (5%). C'est très certainement le produit le plus intéressant du marché.

Huile de coco :

Pour l'huile de coco, il y a les "pros" et les "antis". Ceux qui sont contre font remarquer qu'elle contient quasi exclusivement du gras saturé : 86% environ. L'argument principal des "antis" est qu'elle fait augmenter le cholestérol, ce qui est juste. Ceux qui l'encensent rétorquent en disant que ce ne sont pas des acides gras saturés comme les autres, ce sont des chaînes moyennes (sous forme de triglycérides à chaîne moyenne = TCM). Ce type d'acides gras est facilement utilisé comme source d'énergie et ne se stocke pas ! Un autre avantage est qu'elle contient très peu d'acide palmitique (8,4%), et même moins que l'huile d'olive (10,4%) ! Si on cherche à limiter l'acide palmitique (intérêt en cas d'endométriose), elle fait mieux que le beurre, qui en contient 21,7% [8].

Pour aller plus loin

Diaboliser les graisses saturées n'est peut-être pas une bonne chose. On sait par exemple que l'acide myristique du gras laitier (9% dans le beurre) peut jouer un rôle important au sein des cellules : il acyle (myristoylation) un nombre important de protéines, leur permettant d'exercer leur rôle spécifique [15]. Mais pas de panique si on ne consomme pas de gras laitier (ou moins de gras laitier) car la noix de coco (huile, lait, noix) contient beaucoup d'acide myristique : 14%de la fraction grasse !

En pratique

On peut donc utiliser, avec parcimonie et modération de la noix de coco râpé, du lait de coco et de l'huile de coco, et notamment pour cette dernière en lieu et place du beurre (ex : pâtisseries). A noter que l'huile de coco donne un goût de coco, donc ne convient pas pour tout. Extra pour les pâtisseries, mais il faut faire attention au sucre...

Les oléagineux :

On entend par oléagineux graines et fruits à coque. On les appelle ainsi car une bonne partie de leur contenu est formé de lipides. Ils sont aussi généralement une excellente source de fibres et de protéines végétales (on emploie aussi le terme de protéagineux pour les plus riches en protéines). Au niveau des lipides, cela reste une catégorie d'aliments assez hétérogène. Voici leur composition en acides gras (g/100g, valeurs arrondies) :

Oléagineux	Ω 3	Ω 6	Ω 7	Ω 9	Ratio Ω 6/3	Saturés
Amande	0	12	0	32	Elevé	4
Cajou	0	9	0	26	Elevé	9,5
Noix Grenoble	8	38	0	12	5	6
Noix du Brésil	0	23	0	19,5	Elevé	16
Noisette	0	5	0	42	Elevé	5
Macadamia	0	17	15	46	Elevé	11,5
Pécan	1	21	0	41	Elevé	7
Graines de chia	20	5.5	0	1,7	Très bas	2
Graines de lin	17	4	0	5,5	Très bas	3
Graines de courge	0,5	23	0	10,5	Elevé	9,5
Graines de chanvre	5,5	17,5	0	4	3,2	3,5

Graines de sésame	0	21	0	19	Elevé	7,5
Graines de tournesol	0	28	0	11	Très élevé	6

Si le ratio oméga-6 sur oméga-3 est élevé, pas de panique, il suffit d'associer des oléagineux riches en oméga-6 à d'autres riches en oméga-3. Exemples: (graines de courge + chia) ou (sésame + lin). A noter que les noix de Grenoble et les graines de chanvre ont des ratios corrects.

Fréquences, quantités, portions

Les valeurs qui vont suivre ne proviennent pas de recommandation officielles spécifiques pour l'endométriose, car il n'y en a pas ! Elles sont plutôt une déduction des différents éléments vus tout au long de ces chapitres.

Viandes/poissons/œufs (VPO):

1 portion d'environ 120g par jour, 1 fois par jour à midi. Œufs 1 à 2 fois par semaine, poulet ou dinde 2 à 3 fois par semaine, poisson 2 fois par semaine dont 1 fois du gras, ou jusqu'à 2 fois des petits poissons gras (sardines et maquereaux). Une quantité excessive de protéines animales (et de sel) augmente l'acidose, processus favorisant l'inflammation. Il est important de rappeler que les produits animaux fixent beaucoup la dioxine (et les autres POPs). Une portion par jour suffit largement !

Produits laitiers:

0 à 1 portion(s) par jour. Plutôt maigres. Compléter avec des produits végétaux enrichis en calcium. Pour l'éviction des produits laitiers se reporter au chapitre suivant.

Substituts végétaux aux produits laitiers:

1 à 3 portion(s) par jour. De préférence enrichis en calcium (par précaution pour couvrir les apports).

Le pain:

Entre 0 et 4 tranches par jour. Cela dépend de la consommation de produits céréaliers, de légumineuses, de tubercules et d'autres légumes amylacés (pour l'apport de glucides complexes, c'est-à-dire d'amidon).

Les féculents:

Une quantité modérée à midi, pour respecter la chronobiologie nutritionnelle et ne pas être trop fatiguée en début d'après-midi (0 à 100-150g en poids cuit) et une quantité plus importante le soir, toujours pour respecter la chronobiologie nutritionnelle (meilleur sommeil) et pour permettre un repas végétal (200-250g poids cuit).

Les céréales pour petit déjeuner :

Entre 0 et 40g. Attention au choix ! (se référer à la section précédente).

Les fruits :

3 portions par jour (de la taille du poing ou ce qui tiendrait dans la main). Viser un minimum de 5 fruits et légumes par jour.

Les légumes :

A chaque repas (midi et soir), soit 2 à 3 portions par jour. Viser un minimum de 5 fruits et légumes par jour.

Les matières grasses :

Deux cuillères à soupe d'huile par jour constituent une quantité normale de gras d'ajout. Entre 0 et 2 cuillères à café de margarine non hydrogénée peuvent aussi être ajoutées. Se rappeler que les noix et graines peuvent compléter les apports d'acides gras essentiels.

Les oléagineux :

On considère que 25-30g constitue une portion habituelle d'oléagineux (différentes noix et graines). Par exemple : 3 noix (6 cerneaux) + 10-12 amandes ou bien 1 cuillère à soupe de graines de lin + 2 noix du Brésil. Pensez à équilibrer les oméga-6 et oméga-3. La quantité totale d'oléagineux dépend de la quantité de gras consommée dans le reste de l'alimentation.

○○●

Conclusion

Il s'agit d'une diète, de type plutôt méditerranéenne, bien pensée sur le plan des acides gras (faible en gras saturés, équilibrée sur le ratio oméga-6/oméga-3, sans ou faible en acides gras trans), modérée en produits animaux, riche en végétaux, notamment en fruits et légumes. Ces deux derniers éléments sont importants car riches en antioxydants. On sait que l'oxydation et l'inflammation sont deux processus intimement intriqués. Une étude avait par ailleurs montré que les apports alimentaires en antioxydants des femmes atteintes d'endométriose étaient inférieurs à celle exemptes de la maladie [16]. Les chercheurs ont pu noter une diminution des marqueurs du stress oxydant et une augmentation des marqueurs antioxydants après une diète riche en antioxydants (appliquée au groupe des femmes avec endométriose). Etant donné que le stress oxydatif et l'inflammation sont importants dans l'endométriose, ce régime anti-inflammatoire est donc une nécessité, bien qu'il soit possible d'aller encore plus loin, ce que nous verrons au chapitre suivant.

Exemple d'une journée type

Petit déjeuner

Consignes : éviter les sucreries habituelles (sucre, confiture, biscuits), les produits à index glycémique élevé (pain blanc, biscottes, brioche), le beurre (grand fixateur de POPs [17]), et dans la mesure du possible éviter/limiter la caféine (↑œstrogènes et ↓fertilité).

- Tisane (romarin, mélisse, camomille, hibiscus, achillée millefeuille) ou thé vert ou thé ou café décaféinés ou chicorée. Si besoin de goût sucré ajouter un peu de xylitol (sucre de bouleau).
- Muesli sans sucre ajouté du commerce ou bien fait maison avec flocons d'avoine, graines (sésame + chia ou lin + courge), noix (de Grenoble, pistaches, cajou, etc.), fruits frais et séchés + lait végétal.

Ou

- Tartines de pain riche en fibres solubles (seigle ou multicéréales au levain et bio) + minarine au oméga-3 (ex : St Hubert® oméga-3 sans huile de palme, St Hubert® DHA pour la France, Becel® Light pour la Belgique) ou purée d'amandes complètes ou de noisette 100 % (éviction du gluten : se reporter au chapitre suivant).
- Fruits frais de saison biologiques ou bien surgelés (exemple myrtilles ou autres fruits rouges). Choisir des fruits peu sucrés et riches en antioxydants pour le petit déjeuner.

Repas de midi

Consignes : faire la part belle aux légumes, aussi bien en crudités qu'en cuidités, afin d'apporter beaucoup de fibres mais aussi tout un éventail de micronutriments. Pour l'assaisonnement des crudités, les huiles devront être soigneusement sélectionnées en fonction de leur profil en acides gras. Privilégier bien évidemment celles riches en oméga-3. Les protéines animales devront être consommées modérément et les morceaux choisis plutôt maigres (les graisses animales fixent énormément les POPs). Les aliments farineux (féculents et pain) seront à faible index glycémique car les hyperglycémies favorisent l'inflammation. Pour respecter la chronobiologie nutritionnelle, ils devront être consommés en petite quantité à midi (pour ne pas trop libérer de sérotonine qui a tendance à endormir). Comme nous l'avons vu auparavant, éviter / limiter le gras laitier, permet de réduire ou de limiter les acides gras *trans*, l'acide palmitique et l'acide arachidonique. C'est pour cela que les laitages se doivent d'être non gras. Mais des entremets végétaux pourront avantageusement les remplacer. Il n'existe pas de preuve scientifique que les fruits frais ne devraient pas être pris en fin de repas mais en dehors de ceux-ci. Donc, le fruit en fin de repas ne pose *a priori* pas de souci. Si toutefois il n'est pas bien toléré au dessert (acidité notamment), on peut opter pour des fruits secs et le manger (sous forme de fruit frais) à un autre moment. L'important est d'en consommer !

- Salade de crudités vinaigrette avec huile de colza ou un mélange olive/colza.
- Poulet ou dinde ou lapin ou porc maigre (filet mignon) ou œufs Bleu-Blanc-Cœur® ou poisson gras ou maigre. Filière animale oméga-3 (Bleu-Blanc-Cœur®) à privilégier.
- Légumes d'accompagnement, cuits à la vapeur ou à l'étouffée.
- Féculents à faible index glycémique : lentilles, pois chiches, haricots secs, riz basmati ou autre variété en complet ou demi-complet, pâtes complètes, boulgour, patates douces, etc.
- Pain de seigle foncé ou multicéréales ou de campagne au levain + ou – selon féculents (éviction du gluten : se reporter au chapitre suivant).
- Laitage 0 % : yaourt ou fromage blanc, de vache ou si mieux tolérés chèvre ou brebis, qui existent aussi en versions demi-écrémées ou 0 %. Limiter les produits laitiers.

Ou

- Entremet végétal.
- Fruit frais de saison si bien toléré ou fruits secs (pruneaux ou abricots secs) ou cuits si mal tolérés.

Collation après-midi (facultatif) :

Consignes : les fruits et les oléagineux constituent la vraie collation santé ! Biscuits et autres sucreries n'auront jamais les bénéfices de ces aliments, et ceci n'a rien à voir avec les calories... Vitamines, minéraux, oligoéléments, antioxydants, fibres, protéines végétales et bons acides gras pour le goûter !

- Fruits frais de saison biologiques. A défaut des fruits séchés si vous êtes en déplacement.
- Amandes ou noix (les amandes agissent également comme coupe-faim à effet retard pour limiter les repas du soir trop copieux).

Repas du soir :

Consignes : composer un repas si possible entièrement végétal, avec finalement surtout des glucides (légumes, légumes secs, fruits notamment). Il doit être léger sur le plan calorique pour éviter la surcharge digestive et l'augmentation des marqueurs inflammatoires la nuit.

- Salade de crudités vinaigrette avec huile de colza ou un mélange olive/colza, graines de lin moulues ou thermo-extrudées (Linette®).

Ou

- Potage en hiver.
- Eviter les protéines animales le soir ; à la rigueur du poisson peut convenir deux fois par semaine le soir.
- Légumes d'accompagnement à volonté (cuits à la vapeur ou à l'étouffée).
- Féculents : privilégier les légumes secs en guise de protéines végétales pour le soir.
- Pain de seigle foncé ou multicéréales ou de campagne au levain en petite quantité (facultatif).
- Laitage 0 % ou entremet végétal pour un repas 100 % végétal (ex : *Délice de chanvre*, marque Sojade®). Pour limiter les produits laitiers, on peut réaliser des entremets végétaux maison.
- Fruit de saison ou compote sans sucre ajouté si fruit frais mal toléré.

Menus

Voici 7 jours de menus qui respectent les critères énoncés ci-dessus. Ce ne sont que des exemples, il faut faire appel à son imagination et surtout respecter les saisons.

Ces menus contiennent du gluten et quelques produits laitiers (1 par jour et plutôt maigre). Voir au chapitre suivant pour des menus sans aucun de ces deux éléments. Ils contiennent aussi du soja, qui peut suivant les cas, être retiré.

Jour 1

Petit déjeuner :

- Thé vert Sencha (riche en catéchines, assez peu de théine).
- Pain de seigle au levain farine T170.
- Purée de noix de cajou.
- Kiwi.

Repas de midi :

- Salade de roquette (la roquette est une crucifère), huile de colza bio.
- Poulet au curry doux.
- Riz basmati complet (petite quantité).
- Courge butternut.
- Yaourt de chèvre ou de brebis à 0 %MG.
- 3 ou 4 pruneaux.

Collation de l'après-midi :

- Pomme bio (car fruit le plus traité !).
- Une poignée de noix de Grenoble.

Repas du soir :

- Soupe de légumes verts.
- Quinoa à la tomate (concentré de tomates + tomates séchés dans l'eau de cuisson ; voir recette au chapitre suivant).
- Poire.
- Délice de chanvre au chocolat (marque Sojade®, ne contient pas de soja).

Jour 2

Petit déjeuner :

- Café décaféiné bio (pas de solvant chimique utilisé pour le décaféiner).
- Flocons d'avoine simples (bio de préférence).
- Amandes et noix.
- Lait d'amande enrichi en calcium.

Repas de midi :

- Salade composée (salade verte et légumes de saison).
- Saumon au curcuma poché à feu éteint (voir recette à la section suivante).
- Patate douce à la vapeur.
- Panna cotta végétale à la bergamote (lait de riz, xylitol, gélatine, sachet d'infusion de bergamote).
- 3 abricots secs.

Collation de l'après-midi :

- Une poire.
- Un carré de chocolat noir.
- 5 ou 6 noix de Pécan.

Repas du soir :

- Salade de lentilles, vinaigrette huiles d'olive et de cameline.
- Poêlée de légumes (les faire cuire à l'étouffée avec un tout petit peu d'eau).
- Yaourt maigre dans lequel on aura coupé un fruit frais de saison.

Jour 3

Petit déjeuner :

- Infusion de Rooibos.
- Crêpe avec farine T80 demi-complète, œuf Bleu-Blanc-Cœur et lait d'avoine.
- Purée de noisette 100 % à tartiner et cacao pur à saupoudrer sur la crêpe.
- Une orange (la manger entière plutôt que de la presser).

Repas de midi :

- Betteraves rouges.
- Gratin de courgettes à la crème de riz.
- Lapin (si possible Bleu-Blanc-Cœur® - élevé sans antibiotique et riche en oméga-3).
- Fromage de brebis et figues.
- Collation de l'après-midi :
- Un kaki.
- Une ou deux noix du Brésil.

Repas du soir :

- Salade d'hiver (chicorée ou scarole), vinaigrette huiles d'olive/colza, saupoudrer de la Linette® (à défaut des graines de lin moulues).
- Sardines (avec l'arrête : calcium !).
- Pâtes semi-complètes sauce tomate maison (coulis de tomate ou « passata », sel Herbamare®, curcuma, basilic et un trait d'huile d'olive).
- Compote de pommes à la cannelle de Ceylan (bien vérifier la mention « Ceylan »).

Jour 4

Petit déjeuner :

- Infusion de romarin.
- Fromage blanc 0 % avec noix de Grenoble et fruits rouges surgelés.
- Pain de petit épeautre.
- St Hubert® Oméga-3 sans huile de palme, boîte verte (France) ou Becel® light (Belgique).

Repas de midi :

- Radis roses.
- Dinde cuite à l'étouffée sauce champignons + crème d'amande.
- Pâtes fraîches (la présence d'œufs abaisse l'IG).
- Brocolis vapeur, filet d'huile d'olive.
- Flan végétal avec œuf Bleu-Blanc-Cœur®, lait de riz enrichi en calcium et vanille.

Collation de l'après-midi :

- Une banane peu mûre (moins glycémiante).

Repas du soir :

- Soupe de pois cassés.
- Carottes Vichy (cuite à l'étouffée).
- Fromage blanc de chanvre Délice de chanvre Sojade® avec raisins secs, de la Linette et de la poudre de noix de coco.

Jour 5

Petit déjeuner :

- Porridge : flocons d'avoine cuits dans du lait d'amande enrichi en calcium.
- Cannelle de Ceylan (pas de la variété Casse de Chine qui est toxique).
- Quelques fruits secs.

Repas de midi :

- Pointes d'asperges vinaigrette huiles olive/colza.
- Dos de cabillaud en papillotes au four (papier sulfurisé max 140°C) ou bien cuisson douce au four (100-110°C maximum), petits légumes.
- Boulgour.
- Yaourt maigre.
- Fruit de saison.

Collation de l'après-midi :

- Poire.
- Pistaches non salées.

Repas du soir :

- Salade de pommes de terre (moins glycémiante une fois refroidies par rétrogradation de l'amidon) avec huile de colza.
- Steak de soja Sojasun®.
- Haricots plats à la tomate.
- Compote du commerce sans sucre ajouté.

Jour 6

Petit déjeuner :

- Chicorée au lait d'amande.
- Petit déjeuner type « Miam-Ô-fruits » avec :
- Banane écrasé.
- Une cuillère à soupe de graines de lin broyées au moulin à café électrique, ou mieux Linette®.
- Une cuillère à soupe d'autres graines ou fruits à coque broyés.
- Une cuillère à soupe d'huile de colza bio.
- Jus de citron.
- 3 fruits de saison différents (en plus de tout ceci !) coupés en morceaux.

Repas de midi :

- Verrines au yaourt, à l'avocat et aux crevettes.
- Poulet vapeur au macérât olive/basilic (voir recette à la section suivante).
- Riz noir à la menthe (voir recette à la section suivante).
- Courgettes à l'étouffée.
- Pêche ou brugnon.

Collation de l'après-midi :

- Pastèque.
- Mieux vaut ne rien ajouter pour la tolérance digestive.

Repas du soir :

- Repas du soir rapide, type « plateau télé » avec :
- Gaspacho (maison ou du commerce).
- Tartines de pâté végétal à base d'houmous (y intégrer un peu d'huile de cameline).
- Salade de fruits variés.

Jour 7

Petit déjeuner :

- Œuf Bleu-Blanc-Cœur® (France) ou Columbus® (Belgique) à la coque.
- Mouillettes avec pain au levain.
- Kiwi ou agrume.

Repas de midi :

- Assortiment de crudités (dips) à tremper dans une sauce.
- Sauce fromage blanc 0 % avec jus de citron, huile d'olive et herbes.
- Porc, filet mignon (filière du lin recommandée, Bleu-Blanc-Cœur®).
- Orge perlé (faible IG).
- Navets.
- Compote pommes/coings.

Collation de l'après-midi :

- Raisin (attention : bio car très traité !).
- Noix de macadamia.

Repas du soir :

- Salade de chicorée ou scarole composée avec restes de légumes du frigo.
- Haricots coco (haricots secs) à la tomate.
- Crème dessert maison avec lait écrémé ou bien lait végétal, son d'avoine et sucre de coco (IG = 35) ou sucre de bouleau (IG=8).
- Y ajouter des fruits rouges frais de saison ou bien surgelés.

Analyse nutritionnelle

Voici l'analyse nutritionnelle moyenne de ces menus. En utilisant des quantités classiques et en rajoutant une tranche de pain (non blanc) et deux verres d'eau riche en calcium aux repas du midi et du soir on obtient de valeurs respectant parfaitement tous les critères de nutrition :

Analyse nutritionnelle moyenne (par jour)	
Energie	1700 kcal
Protéines	74 g (18 % AET*)
Lipides	62 g (32 % AET*)
Glucides	208 g (50 % AET*)
Fibres	41 g (ANC = 30 g)
Calcium	950 mg (ANC** = 900 mg)
Magnésium	465 mg (ANC** = 320 mg)
Fer	16,6 mg (ANC** = 16 mg)

* Apports énergétiques totaux
** Apports Nutritionnels Conseillés

Acides gras	
Acides gras oméga-3 longue chaîne	600 mg (ANC** = 500 mg)
dont EPA	200 mg
dont DHA	400 mg
Acides gras essentiels	11,5 g
dont LA	9,1 g
dont ALA	2,4 g (ANC** = 1,8 mg)
Ratio oméga-6/oméga-3	3,8/1 (idéal car < 4)

On peut remarquer que non seulement les besoins en nutriments critiques sont couverts, mais qu'ils sont même parfois dépassés ! De par sa forte densité nutritionnelle, ce modèle alimentaire est donc parfaitement adapté et hautement nutritif.

Quelques exemples de recettes sympathiques

Les recettes qui suivent sont prévues pour quatre personnes.

Salade de kale

Ingrédients :

- 4 feuilles de chou kale.
- 1 pomme (bio !).
- 2 cuillères à soupe d'amandes effilées.
- 1 cuillère à soupe de moutarde.
- 2 cuillères à soupe d'huile d'olive vierge extra.
- 2 cuillères à soupe d'huile de colza vierge 1ère pression à froid bio.
- 1 cuillère à soupe de jus de citron.
- 2 cuillères à soupe de vinaigre balsamique bio (sans caramel E150d).
- Sel Herbamare®.

Ôter la tige du kale en tirant sur les feuilles (saisir la base et tirer sur la tige). Hacher grossièrement au couteau les feuilles de cet incroyable chou. Disposer dans un saladier et ajouter le citron. Masser les feuilles car le kale est assez dur ; cela permettra de l'attendrir. Ajouter les pommes coupées en petits cubes. Le citron préviendra leur oxydation. Préparer la vinaigrette en mélangeant la moutarde, le sel et le vinaigre balsamique. Incorporer progressivement les huiles en remuant pour former l'émulsion. Ajouter à la salade, puis déposer les amandes effilées au-dessus. Ne pas hésitez à la préparer à l'avance car le kale est meilleur quand il a « cuit » avec l'acidité de la sauce.

Riz noir à la menthe

Le riz noir est sans aucun doute le meilleur riz au monde. Il contient le même type de pigment que les myrtilles : les anthocyanes. Ce dernier lui confère une plus grande activité antioxydante, une action anti-inflammatoire et une incidence moindre sur l'hyperglycémie. On peut trouver dans le commerce deux type de riz noir : soit cru, soit étuvé. Le premier nécessite 45 minutes de cuisson au moins alors que pour le deuxième une vingtaine de minutes suffisent.

Ingrédients :

- 250g de riz *nerone* ou *venere*.
- Gros sel gris non raffiné ou sel iodé.
- 1 cuillère à soupe d'huile d'olive extra vierge biologique.
- Quelques feuilles de menthe.

Si l'on a du riz *venere* (marque Gallo® ou équivalent en riz étuvé), il suffit de le mettre à cuire 20 minutes dans l'eau une fois que celle-ci bout. Si c'est du *nerone* cru dont on dispose, il faudra le mettre dès le début, c'est-à-dire départ eau froide, et le laisser cuire 45 minutes une fois que l'eau commencera à bouillir. Pendant ce temps, hacher les feuilles de menthe avec un couteau éminceur. Egoutter le riz quand il est cuit. Ajouter l'huile et la menthe. Bien mélanger. Servir de suite car le riz refroidit rapidement. Ce riz reste toujours ferme car il est complet. Ce mélange avec menthe et huile d'olive est tout simplement délicieux. Ce plat se marrie très bien avec des courgettes cuites à l'étouffée.

Poulet vapeur au macérât olive/basilic

Nous avons vu que faire griller les aliments génère des produits de Maillard potentiellement inflammatoires. Les escalopes de poulet n'échappent pas à la règle. Donc pas de coloration dans cette recette ! Mais faire cuire du poulet à la vapeur et le consommer tel quel n'est franchement pas appétissant. C'est là que va intervenir le macérât !

Ingrédients:

- 4 escalopes de poulet d'environ 120g pièce (si possible Bleu-Blanc-Cœur®).
- 2 cuillères à soupe d'huile d'olive biologique.
- Une poignée de feuilles de basilic.
- Sel aux herbes Herbamare® ou équivalent.

Hacher les feuilles de basilic au couteau éminceur (assez petit). Disposer dans un bol et ajouter l'huile d'olive et le sel Herbamare®. Réserver. Les arômes du basilic vont diffuser dans l'huile d'olive et former le macérât. Faire cuire les escalopes de poulet entières pendant 5 minutes dans un cuit vapeur, si possible tout en inox et sans plastique (ex: Magimix® ou Vitaliseur® de Marion). Ensuite les émincer en petit cubes ou petites allumettes et les disposer dans un plat. Ajouter le macérât et servir. Il est vrai que le goût du macérât domine totalement sur celui de la viande, mais la volaille cuite à la vapeur nécessite un assaisonnement fort. En effet, le goût de volaille bouillie n'est pas fameux! Ici le résultat va enchanter les papilles.

Saumon poché à feu éteint au curcuma

Ceci n'est pas vraiment une recette (car vraiment très simple). C'est plutôt l'occasion d'exposer une façon rapide, facile et surtout saine de faire cuire un poisson. Entendez par là une cuisson sans composés néoformés néfastes (ex: peroxydes et produits de Maillard).

Ingrédients:

- 4 petits pavés de saumon (sauvage ou d'élevage biologique).
- ½ citron.
- Sel Herbamare®.
- 2 cuillères à café de curcuma bio en poudre (ex: marque COOK®).

Mettre sur le feu une casserole d'eau (ou un faitout de grande contenance) dans laquelle on aura ajouté sel aux herbes, jus de citron et curcuma. Quand l'eau bout, couper le feu et retirer de la source de chaleur. Mettre les pavés de saumon dans ce bouillon et couvrir (assiette ou couvercle en inox). Attendre 10 voire 15 minutes et c'est prêt! Les avantages sont nombreux: aucune odeur, "inratable", la chair ne se rétracte pas (contrairement au court-bouillon qui bout), les oméga-3 sont intacts et pas de réactions de Maillard. Le curcuma va colorer la partie externe des pavés, ce qui est assez amusant!

Truffes au chocolat et graines de lin

Voici un exemple de truffes maison riches en antioxydants et en oméga-3! Attention, le cacao contient de la caféine. A consommer avec modération.

Ingrédients:

- 1 cuillère à soupe de graines de lin (brun ou doré), soit 15g.
- 2 barres de chocolat noir pâtissier (52 % de cacao), soit 50g.

- 2 cuillères à soupe de cacao pur, type VanHouten® ou bien du cacao cru plus riche en antioxydants (magasins bio), soit 20g.
- 5 cuillères à soupe de lait d'amande, soit 50ml.

Moudre les graines de lin finement avec un moulin à café électrique. Les disposer dans une casserole avec le lait d'amande. Faire chauffer à feu très doux et stopper la cuisson avant l'ébullition. Ajouter le chocolat pâtissier et remuer à l'aide d'une cuillère en bois. Une fois que le mélange est homogène ajouter une cuillère à soupe de cacao pur dégraissé (type Van Houten® ou bien cacao cru). Sur un papier cuisson disposer la préparation en huit petits médaillons. Réserver au réfrigérateur et laisser refroidir au minimum 2 heures. Ensuite décoller les médaillons du papier cuisson et réaliser des boules (truffes) dans le creux de la main. Saupoudrer les truffes avec la deuxième cuillère à soupe de cacao. Les rouler dans l'excédent de cacao afin qu'elles soient bien enrobées. Les disposer dans une boîte hermétique et les conserver au réfrigérateur. A consommer dans les 72 heures. La légère cuisson permet de désactiver (tout au moins en partie) les substances indésirables naturellement présentes dans la graine de lin. La vitamine E du lait d'amande ainsi que les polyphénols du cacao stabilisent les oméga-3 du lin en ralentissant leur oxydation.

Pour d'autres idées de recettes nutrition-santé (riches en fibres, en oméga-3, peu sucrées, etc.) voir le site Intelligent Nutrition du SiiN : http ://www.intelligent-nutrition.com/recettes.aspx.

Références

1. Davis B, Melina V. Becoming Vegan : The Complete Reference to Plant-Based Nutrition (Comprehensive Edition). Book Publishing Company August 7, 2014.
2. Melina V, Craig W, Levin S. Position of the Academy of Nutrition and Dietetics : Vegetarian Diets. J. Acad. Nutr. Diet. 2016 Dec. ; 116(12): 1970-1980.
3. McCarty MF. The origins of western obesity : a role for animal protein ? Med. Hypotheses 2000 Mar. ; 54(3): 488-94.
4. Genkinger JM, Anita Koushik A. Meat Consumption and Cancer Risk. PLoS Med. 2007 Dec. ; 4(12): e345.
5. Levine ME, Suarez JA, Brandhorst S, Balasubramanian P, Cheng CW, Madia F, Fontana L, Mirisola MG, Guevara-Aguirre J, Wan J, Passarino G, Kennedy BK, Cohen P, Crimmins EM, Longoa VD. Low Protein Intake is Associated with a Major Reduction in IGF-1, Cancer, and Overall Mortality in the 65 and Younger but Not Older Population. Cell Metab. 2014 Mar. 4 ; 19(3): 407–417.
6. Parazzini F, Chiaffarino F, Surace M, Chatenoud L, Cipriani S, Chiantera V, Benzi G, Fedele L. Selected food intake and risk of endometriosis. Hum. Reprod. 2004 Aug. ; 19(8): 1755-9.
7. Missmer SA, Chavarro JE, Malspeis S, Bertone-Johnson ER, Hornstein MD, Spiegelman D, Barbieri RL, Willett WC, Hankinson SE. A prospective study of dietary fat consumption and endometriosis risk. Hum. Reprod. 2010 Jun. ; 25(6): 1528-35.
8. Table de composition des aliments CIQUAL 2013, référence française : https ://pro.anses.fr/tableciqual/index.htm

9. Site internet de l'œuf Columbus : http ://www.columbus-egg.be/
10. SiiN (Scientific Institute for Intelligent Nutrition) : https ://www.siin-in.be/
11. Tsuchiya M, Miura T, Hanaoka T, Iwasaki M, Sasaki H, Tanaka T, Nakao H, Katoh T, Ikenoue T, Kabuto M, Tsugane S. Effect of soy isoflavones on endometriosis : interaction with estrogen receptor 2 gene polymorphism. Epidemiology 2007 May ;18(3):402-8.
12. Grisanti R. A dangerous food additive to avoid, FMU. http ://www.functionalmedicineuniversity.com/public/976.cfm
13. Suzuki F, Maeda H, Pollard RB. Suppression of interferon gamma production un mice treated with carrageenan, Eur. J. Immunol. 1986 Apr. ; 16(4): 375-80.
14. Bhattacharyya S *et al.* Exposure to the common food additive carrageenan leads to glucose intolerance, insulin resistance and inhibition of insulin signaling in HepG2 cells and C57BL/6J mice, Diabetologia 2012 Jan. ; 55(1): 194-203.
15. Legrand F. Intérêt nutritionnel de la matière grasse laitière. Pratiques en nutrition Elsevier 2016 Juil.-Sept. ; 47 : 23-6.
16. Mier-Cabrera J, Aburto-Soto T, Burrola-Méndez S, Jiménez-Zamudio, Tolentino MC, Casanueva E, Hernández-Guerrero C. Women with endometriosis improved their peripheral antioxidant markers after the application of a high antioxidant diet. Reprod. Biol. Endocrinol. 2009 ; 7 : 54.
17. Santillo D, Fernandes A, Stringer R , Alcock R , Rose M , White S , Jones K , Johnston P. Butter as an indicator of regional persistent organic pollutant contamination : further development of the approach using polychlorinated dioxins and furans (PCDD/Fs), and dioxin-like polychlorinated biphenyls (PCBs). Food additives and contaminants 2003 ; 20(3): 281-90.

○●●

Chapitre 7

ALLER PLUS LOIN SI C'EST INSUFFISANT

(ÉTAPE N° 2)

Mettre en place une alimentation très végétale, plutôt méditerranéenne est un prérequis pour obtenir une nutrition anti-inflammatoire. Mais il est possible d'aller plus loin en mettant de côté certains aliments ou groupes d'aliments. Ce que nous allons voir...

Le régime sans gluten contre les douleurs de l'endométriose

Comme nous l'avons vu au chapitre 3, une étude a montré qu'un régime sans gluten permet de diminuer drastiquement les douleurs chez 3 femmes sur 4 atteintes d'endométriose [1]. Certains incrédules parleront certainement d'effet placébo ou que sais-je... Considéré comme une mode, le régime sans gluten est probablement bénéfique pour toutes les maladies inflammatoires. Certaines études mettent en lumière les mécanismes.

Gluten et hyperperméabilité intestinale :

L'intestin est le premier filtre de notre corps. Il devrait être parfaitement perméable et ne laisser passer que des nutriments. Or, nous savons depuis quelques années que le gluten crée de l'hyperperméabilité intestinale. Il les rend littéralement poreux...

Pour aller plus loin

Le gluten augmente la production d'une protéine nommée zonuline dans l'épithélium intestinal. Cette dernière ouvre des brèches au niveau des jonctions serrées (liant les entérocytes), provoquant une hyperperméabilité [2, 3, 4]. Le passage de macromolécules dans le courant sanguin est alors possible avec des effets physiopathologiques plus ou moins importants. L'eczéma, l'asthme en sont par exemple des conséquences. Parmi les symptômes extradigestifs, on peut retrouver de l'inflammation systémique (Il-10, TNF-α, GM-CSF).

Cette « porosité intestinale » est connue en médecine fonctionnelle sous le nom de « leaky gut syndrome ». Nous serions tenté de penser que le phénomène n'est présent que chez les individus atteints de la maladie cœliaque (maladie auto-immune, intolérance au gluten), et bien non, pas seulement...

Une étude a montré que le gluten cause de l'hyperperméabilité chez les cœliaques, chez les personnes sensibles au gluten non cœliaques, et chez les individus ne présentant pas d'hypersensibilités alimentaires (comprenez sans aucune intolérance alimentaire) [5]. Il s'agit d'une étude *ex vivo*. Des biopsies intestinales ont été réalisées sur des malades cœliaques, des cœliaques en rémission, des individus sensibles au gluten non cœliaques et sur des contrôles (des personnes sans intolérances alimentaires ni maladie cœliaque). Les prélèvements ont été mis en incubation avec du gluten. Une augmentation de la perméabilité a été notée sur tous les prélèvements d'endothéliums intestinaux. Elle était plus importante chez les cœliaques comparativement aux autres groupes, sans surprise. Mais assez étonnement, elle était plus importante dans le groupe des sensibles au gluten non cœliaques que dans le groupe des cœliaques en rémission. Pour finir le gluten a même eu des effets délétères sur le prélèvement des personnes sans hypersensibilités alimentaires ! (le groupe contrôle). Cette étude montre que le gluten agit comme un agent provoquant une porosité intestinale chez tout le monde (l'étude a ses limites car il n'y a eu que 23 participants, mais il a quand même fallu faire des biopsies !).

Syndrome de l'intestin irritable et gluten :

Une étude a montré que le gluten augmentait particulièrement l'hyperperméabilité intestinale chez des patients atteints du syndrome de l'intestin irritable [6]. Or les femmes atteintes d'endométriose ont un risque 1,79 fois plus élevé d'avoir un syndrome de l'intestin irritable (qui partage peut-être des causes communes ?) que celles exemptes de la pathologie [7].

Pour toutes ces raisons, le régime sans gluten devrait être essayé par les femmes atteintes d'endométriose. Et si ce n'est pas pour tout de suite, alors elles devraient le garder en tête pour plus tard.

Le cas des produits laitiers et de l'endométriose

Cette partie du livre est probablement celle qui sera le plus sujet à controverse. Que les choses soient claires : à l'heure actuelle il n'y a pas d'études sur le lien entre alimentation et endométriose qui montre une corrélation entre les produits laitiers et la maladie. Une ne trouve pas de lien [8] et deux autres ont au contraire mis en évidence une baisse du risque d'être diagnostiquée avec endométriose avec leur consommation [9, 8].

A côté de cela, il y a tout un ensemble d'éléments présents dans les produits laitiers qui pourraient (notez bien le conditionnel) poser problème avec l'endométriose :

- Les dioxines.
- Les phtalates.
- Les acides gras *trans*.
- L'acide palmitique.
- L'acide arachidonique.
- Les hormones.
- L'hypersensibilité aux protéines laitières (dépend des individus).

Voyons chacun de ses éléments séparément.

Les dioxines :

Comme nous l'avons vu au chapitre 2, les dioxines sont possiblement impliquées dans l'endométriose. Nous savons que ce type de polluant organique persistant (POP) est particulièrement présent dans les graisses animales. C'est par le principe de bioaccumulation qu'on les retrouve dans les produits animaux, et beaucoup moins dans les végétaux. Alors, quels sont les aliments les plus riches en dioxines ? Nous disposons par exemple d'une étude étasunienne qui a montré qu'aux USA, 50% de la dioxine apportée par l'alimentation provenait de la viande et des produits laitiers [11]. Oui mais, en Europe c'est certainement différent me diriez-vous... En France, nous avons l'étude E3N, ou Etude Epidémiologique auprès de femmes de la MGEN (Mutuelle Générale de l'Education Nationale). Il s'agit d'une enquête de cohorte prospective portant sur environ 100 000 femmes volontaires françaises nées entre 1925 et 1950 et suivies depuis 1990. Cette dernière a montré que les produits laitiers constituaient le principal vecteur de ces POPs par l'alimentation, à savoir un tiers du total en dioxines [12].

Les phtalates :

Dans la série des indésirables figurent aussi les phtalates. Ces plastifiants omniprésents dans notre monde moderne sont associés à l'endométriose [13]. Or les produits laitiers constituent la principale source de phtalates [14]...

Les acides gras *trans* :

L'étude des infirmières (*Nurses' Health Study II*) a montré que pour les plus grandes consommatrices d'acides gras *trans*, le risque d'être diagnostiquée avec endométriose était augmenté de 48%, comparativement à celles qui en consommaient le moins (quintile supérieur *versus* quintile inférieur) [15]. Pour rappel, les acides gras *trans* sont un type de graisse ayant une mauvaise forme (conformation spatiale inversée *cis-trans* au lieu de *cis-cis*). **Retenez simplement qu'ils n'ont pas la bonne forme, ce qui change leurs propriétés et les rend particulièrement toxiques pour l'organisme.**

Les acides gras *trans* sont formés lors d'hydrogénation partielle de corps gras (généralement liquides) pour la fabrication de margarines dures ou bien lors de cuisson d'aliments dans l'huile portée à haute température (spécialement les fritures et les cuissons avec des huiles ne résistant pas bien aux hautes températures).

Mais les ruminants produisent aussi naturellement des acides gras *trans*. On les retrouve donc dans la fraction grasse du lait, dans le fromage, la crème et le beurre. Il est important de rappeler que c'est le cas pour tous les ruminants : vaches, chèvres, brebis, etc. Dans l'étude des infirmières, ¾ des acides gras *trans* provenait d'aliments industriels et ¼ du gras laitier. A l'heure actuelle, nous ne savons pas si les acides gras *trans* laitiers sont moins nocifs que leurs homologues industriels... La seule connaissance disponible est la suivante : des apports élevés en acides gras *trans* totaux sont corrélés à une augmentation de 48% du risque d'être diagnostiquée avec endométriose...

L'acide palmitique :

Le nom vous rappelle certainement l'huile de palme. C'est en effet son principal acide gras (acide gras saturé à 16 carbones, il compose 43 % de la fraction grasse de la palme). On sait que les femmes qui consomment le plus d'acide palmitique voient leur risque d'être diagnostiquée avec endométriose augmenter de 52 % ! (étude des infirmières [15]). Il est dès lors essentiel de rappeler que le gras laitier est une source majeure d'acide palmitique. C'est l'acide gras majoritaire de la fraction grasse. Mais ce n'est pas spécifique. En fait toutes les graisses animales contiennent entre 20 et 25 % d'acide palmitique.

L'acide arachidonique :

C'est l'acide gras précurseur direct d'une prostaglandine hautement inflammatoire, la PGE2. A l'instar de l'acide palmitique, il n'est pas spécifique du gras laitier en particulier, mais de toutes les graisses animales. Plus les apports sont faibles, plus il est facile de combattre l'inflammation.

Les hormones :

Toutes sortes d'hormones sont présentes dans les produits laitiers : prolactine, IGF-1, PGE_2 (la fameuse prostaglandine hautement inflammatoire), $PGF_{2\alpha}$, TXB_2, corticostéroïdes, 5α-estéroïdes, progestérone, estrone, 17β-œstradiol, œstriol [16]. Les hormones stéroïdiennes bovines sont bel et bien absorbées par l'humain [17].

L'hypersensibilité aux protéines laitières :

Voici un autre domaine assez controversé : celui des hypersensibilités alimentaires (appelées populairement et improprement « intolérances alimentaires »). Tout le monde peut comprendre ce qu'est une allergie alimentaire. Cela commence par des picotements et un gonflement des lèvres, et peut par la suite conduire à un œdème de Quincke (gonflement de la gorge), voire un choc anaphylactique potentiellement fatal. Les mécanismes sont bien identifiés et reconnus en médecine. Généralement la personne sait identifier les aliments auxquels elle est allergique, car c'est évident. Il est possible néanmoins de doser dans le sang les anticorps spécifiques des allergies, les IgE. Dans le cas des hypersensibilités alimentaires, ce ne sont pas les IgE qui interviennent mais les IgG, donnant des réactions sans libération d'histamine (donc pas de dangerosité immédiate), mais des répercussions différées dans le temps pouvant se manifester 3 heures à 3 jours après l'ingestion de l'aliment. Ces manifestations sont très diverses : syndrome de l'intestin irritable, migraines, douleurs articulaires, fatigue, etc. Les hypersensibilités alimentaires peuvent donc produire des états inflammatoires. Il est également possible de faire des tests sanguins pour doser les IgG (dosages de centaines d'IgG dirigés contre des aliments). C'est ce que font les tests Imupro®. Les résultats des tests Imupro® sont bien évidemment individuels, donc possiblement très différents d'une personne à une autre, mais toujours est-il que les céréales à gluten et les produits laitiers sont souvent les antigènes produisant le plus d'IgG. **En termes plus simples, cela veut dire que chez certaines personnes les produits laitiers peuvent exciter le système immunitaire, *via* les IgG (allergie de type III et non de type I) et engendrer des états inflammatoires**. Cela peut aussi varier selon l'espèce : vache, chèvre brebis…et pas toujours comme on l'attend. Mais les tests d'hypersensibilités à IgG sont complexes [17] et controversées.

Mis à part cela, est-il nécessaire de manger des produits laitiers ?

Pour les produits laitiers, il y a souvent les pros et les antis. D'un côté, les antis qui les considèrent comme un poison…mais des preuves solides manquent. Et d'un autre côté, les pros essayant de faire croire qu'ils sont nécessaires pour les os, alors que les preuves sont aussi… absentes !

Produits laitiers et os :

« Produits laitiers = calcium = os » est certainement le raccourci le plus idiot qui soit ! En effet, les pays qui ont la plus forte consommation de produits laitiers, comme le Danemark et la Suède, ont aussi la plus forte incidence de fractures de la hanche [19]. La santé de l'os est beaucoup plus complexe : elle dépend de multiples minéraux comme le calcium, le phosphore, le magnésium et le potassium, des vitamines D et K, de l'équilibre acido-basique et de l'activité physique.

Pour aller plus loin

Une méta-analyse a montré que chez la femme (6 études, 195 102 femmes, 3 574 fractures de la hanche au total) qu'il n'y a pas d'association entre la consommation de lait et le risque de fracture de la hanche [20] :
Risque relatif par verre de lait par jour : 0.99 ; IC95 % (0.96-1.02) ; P = 0,37).

Recommandations en ce qui concerne les produits laitiers :

Les recommandations de consommation sont de 3 portions par jour pour la France. En réalité ces quantités sont simplement déduites des apports nutritionnels conseillés (ANC) en calcium, qui sont de 900 mg par jour [21]. Elles ne sont pas basées sur l'effet des produits laitiers en eux-mêmes mais sur les besoins estimés en calcium.

Apports en calcium sans produits laitiers :

Mais peut-on trouver du calcium ailleurs ? Oui bien sûr. Pour preuve l'*Academy of Nutrition and Dietetics*, la plus grande association de professionnels de la nutrition au monde, a clairement stipulé dans une prise de position qu'une alimentation 100 % végétale (végane, donc sans produit laitier) bien construite permet de satisfaire aux besoins de tous les individus, et ce à tout cycle de la vie, y compris pour la femme enceinte ou allaitante, durant la petite enfance, l'enfance, l'adolescence et même chez les athlètes [22].

Des conseils souvent donnés mais parfois insuffisants :

On peut lire ou entendre toutes sortes de conseils pour obtenir de bons apports en calcium en se passant des produits laitiers : manger les sardines avec l'arrête, prendre des graines de sésame, consommer très souvent des choux et d'une manière générale beaucoup de fruits et de légumes, boire de l'eau riche en calcium (Contrex®, Courmayeur®, Hépar®), boire moins de café et utiliser moins de sel pour perdre moins de calcium dans les urines, etc. Ces conseils sont intéressants (éventuellement un bémol pour le sésame dont le calcium est très mal absorbé [23]), mais il y a plus simple et plus efficace : remplacer les portions de produits laitiers recommandés par des substituts végétaux enrichis en calcium. Ces derniers sont alignés sur le lait de vache, à savoir 120 mg de calcium pour 100 ml. Peut-être qu'ils ne seraient pas nécessaires, mais ils permettent néanmoins de s'assurer de bons apports, et ce, sans trop de planification. On choisira de préférence les produits enrichis en lithothamne, algue calcaire alcalinisante, plutôt qu'en phosphate de calcium, sel hautement acidifiant.

Mettre en place une alimentation sans gluten ni produits laitiers ?

Comme nous l'avons dit, suivre un régime sans gluten ne comporte ni danger, ni risque de carence, ni aucun inconvénient si ce n'est d'être contraignant. L'essayer pour réduire les douleurs paraît parfaitement cohérent. Quant à l'éviction des produits laitiers le problème est nettement plus complexe, les preuves entre leur consommation et le risque d'endométriose n'étant pas celui que l'on pourrait attendre dans les études d'observation disponibles. C'est d'avantage du côté d'autres facteurs et considérations que l'on peut se tourner. Quoiqu'il en soit, ne consommer aucun produit laitier ne comporte pas non plus de danger, à condition que l'alimentation soit bien construite et parfaitement équilibrée.

Détails sur les groupes d'aliments

Dans le groupe des produits laitiers et des matières grasses laitières, on évitera donc :

- Le lait.
- Les yaourts.

- Les fromages blancs et les fromages frais.
- Les fromages secs.
- La crème.
- Le beurre.
- Tous les aliments qui contiennent ces éléments. (bien lire les étiquettes).

En ce qui concerne le gluten, on évitera :

- Le blé.
- L'épeautre (petit et grand – le « petit » est moins riche mais en contient quand même !).
- Le kamut ou blé de Khorasan.
- L'orge.
- Le seigle.
- Le triticale.
- Tous les aliments qui sont fabriqués avec du blé ou ces autres céréales (ex : leurs farines, pain, pâtes, boulgour, Ebly®, pizza, quiches, biscuits, gâteaux, etc).

Le cas de l'avoine est un peu particulier. Certains considèrent l'avoine comme sûre dans un régime sans gluten, d'autres estiment qu'il vaut mieux l'éviter. On peut l'éliminer, voir si le régime sans gluten soulage au niveau des douleurs, puis la réintroduire pour évaluer ses effets.

Quels féculents sont sans gluten ?

Ces listes paraissent restrictives. Que reste-t-il à manger diront certaines… Il existe en réalité beaucoup d'alternatives dans la case diététique « féculents et autres farineux ». Les voici :

Légumineuses : lentilles (toutes les variétés), haricots secs (toutes les variétés), pois chiches, pois cassés, petits pois, fèves, lupin.

Céréales sans gluten : riz (préférer le demi-complet, le complet ou le riz noir pour un meilleur contrôle glycémique ; à la rigueur les Basmati et Thaï blancs peuvent passer), **millet**, mais aussi des céréales plus rares comme le teff et le fonio. Attention, le maïs est considéré comme une céréale sans gluten mais il est souvent réactif chez les personnes hypersensibles au gluten (il est par exemple déconseillé dans le régime Seignalet). Un test Imupro® peut aider.

Pseudo-céréales : sarrasin, quinoa, amarante.

Tubercules : pommes de terre, patates douces (igname et manioc sont plus exotiques mais sont possibles aussi).

Légumes amylacés : topinambour, panais…

Autre : châtaigne.

Farines : toutes celles réalisées avec les aliments ci-dessus (riz, sarrasin, quinoa, châtaigne, mais aussi coco…).

Pain : ne pas choisir les pains sans gluten courants (ceux destinés aux cœliaques) car ils sont faits d'amidons transformés dont l'index glycémique est vraiment très élevé. Ce sont de véritables bombes glycémique. Une catastrophe ! Il existe de vrais pains sans gluten fabriqués dans des boulangeries spécialisées à base de vraies farines (pas de fécules) de riz, sarrasin et pois chiche. Ce sont les seuls pains sans gluten acceptables. On peut le fabriquer soi-même mais c'est assez difficile. Les pains garantis sans gluten sont destinés au cœliaques car pour eux c'est l'assurance qu'il n'y ait aucune trace de gluten. Pour eux les pains sans gluten fabriqués dans des boulangeries ne sont pas possibles en raison d'une contamination par du gluten. Pour les hypersensibles au gluten le problème est un peu inversé : les pains garantis sans gluten sont hyperglycémiants (= sucres rapides), donc inintéressants et mêmes délétères à la santé, alors que les pains sur base de vraies farines sans gluten (avec traces possibles), disponibles en magasins bio et boulangeries spécialisées (ne faisant que du pain sans gluten) sont préférables pour leur propriétés nutritionnelles et leur potentiel glycémiant moindre.

« **Cracottes** » **sans gluten :** elles sont à utiliser comme support (apéritif) mais pas comme aliment de base. Les tartines craquantes sans gluten ne tiennent pas au ventre longtemps car leur index glycémique est vraiment très élevé (céréales extrudées). Leur impact sur la glycémie est équivalent aux pains de mie et aux pains sans gluten destinés aux cœliaques (à base de fécules). A consommer donc avec parcimonie et préférer des aliments plus nourrissants.

Pâtes sans gluten : les seules pâtes sans gluten correctes sont celles à base de riz brun (riz complet), de sarrasin 100 % (Soba sans gluten) ou de légumes secs (lentilles, pois chiches). Celles à base de riz blanc et de maïs sont plutôt à éviter.

Avoine et porridge pour le petit déjeuner : on peut prendre de l'avoine garantie sans gluten (<20ppm), des flocons de millet ou bien du porridge sans avoine à base de millet, sarrasin et souchet : Alcamatin® (en magasins bio).

L'arsenic dans le riz

D'une manière générale avec un régime sans gluten, on consomme plus de riz. Mais c'est là plutôt l'erreur du débutant car il est important de bien diversifier son alimentation. Le riz est une céréale qui possède une grande capacité à fixer l'arsenic présent naturellement dans le sol. Manger beaucoup de riz expose donc à plus d'arsenic, qui rappelons-le, est un toxique.

Afin d'éviter une surexposition à l'arsenic on peut suivre les conseils suivants :

- Ne pas se ruer sur les biscuits sans gluten. En plus de contenir de grandes quantités de sucre et d'amidons transformés, ils sont généralement faits de farine de riz.
- Cuire son riz à grande eau (cuisson créole) et non pas en faisant réduire l'eau (cuisson pilaf). En effet, cuire le riz dans un très grand volume d'eau qui sera jetée par la suite permet d'éliminer une bonne partie de l'arsenic : 53 % pour du riz blanc et 61 % pour du riz complet quand ces derniers sont cuits dans 12 fois leur volume d'eau. On peut ainsi retirer en moyenne 57 % d'arsenic dans toutes les variétés de riz [24].
- Varier avec d'autres céréales ou pseudo-céréales : millet, quinoa, sarrasin, teff, fonio, etc.
- Et bien sûr avec d'autres farineux : légumes secs, tubercules, légumes amylacés et châtaignes.

On peut lire toutes sortes d'articles à sensation sur le net faisant passer le régime sans gluten pour une pratique à risque. L'arsenic dans le riz est généralement un argument. Si l'alimentation est variée, manger sans gluten n'expose pas plus à l'arsenic qu'un régime avec gluten.

Mise en place : les groupes d'aliments non concernés par le gluten et le lait

- Viandes/poisons/œufs (sauf versions panées).
- Fruits (sauf fruits séchés recouverts de farine).
- Légumes.
- Huiles.
- Noix et graines.

Il est néanmoins important de lire les étiquettes car on a souvent des surprises dans la liste des ingrédients !

Passons maintenant à la mise en pratique de tous les éléments vus précédemment.

Exemple d'une journée type

Petit déjeuner :

Consignes : elles sont les mêmes qu'au chapitre précédent, à savoir éviter les sucreries habituelles (sucre, confiture, biscuits et céréales sucrées, même sans gluten), les produits à index glycémique élevé (pain de mie sans gluten), le beurre (grand fixateur de POPs [25] et qui contient des traces de caséine), et dans la mesure du possible éviter/limiter la caféine (↑œstrogènes et ↓fertilité).

- Tisane (romarin, mélisse, camomille, hibiscus, achillée millefeuille) ou thé vert ou thé ou café décaféinés ou chicorée. Si besoin de goût sucré ajouter un peu de xylitol (sucre de bouleau).
- Flocons d'avoine garantis sans gluten + fruits séchés + noix et graines + lait végétal sans gluten (amande, noisette, riz, sarrasin, quinoa, chanvre, coco).
- Ou porridge d'avoine, de millet ou Alcamatin®.
- Ou tartines avec du pain sans gluten maison ou de composition correcte (vraies farines et pas de fécules) + matière grasse végétale bien équilibrée en acides gras (margarine non hydrogénée aux oméga-3 ou purées d'oléagineux).
- Fruits frais de saison biologiques ou bien surgelés (exemple myrtilles ou autres fruits rouges). Choisir des fruits peu sucrés et riches en antioxydants pour le petit déjeuner.
- Ou bien petit déjeuner protéiné (de temps en temps) avec œuf oméga-3 (Bleu-Blanc-Cœur® ou Columbus®).

Repas de midi :

Consignes : faire la part belle aux légumes, aussi bien en crudités qu'en cuidités, afin d'apporter beaucoup de fibres mais aussi tout un éventail de micronutriments. Pour l'assaisonnement des crudités, les huiles devront être soigneusement sélectionnées en fonction de leur profil en acides gras. Privilégier bien évidemment celles riches en oméga-3. Les protéines animales devront être consommées modérément et les morceaux choisis plutôt maigres (les graisses animales fixent énormément les POPs). Les aliments farineux seront à faible index glycémique car les hyperglycémies favorisent l'inflammation. Ils seront bien évidemment sans gluten (voir liste dans les paragraphes précédents). Pour respecter la chronobiologie nutritionnelle, ils devront être consommés en petite quantité à midi (pour ne pas trop libérer de sérotonine qui a tendance à endormir). Les entremets végétaux pourront remplacer les produits laitiers, si on le désire. Il n'existe pas de preuve scientifique comme quoi les fruits frais ne devraient pas être pris en fin de repas mais en dehors de ceux-ci. Donc, le fruit en fin de repas ne pose *a priori* pas de souci. Si toutefois il n'est pas bien toléré au dessert (acidité notamment), on peut opter pour des fruits secs et le manger (sous forme de fruit frais) à un autre moment. L'important est d'en consommer !

- Salade de crudités vinaigrette avec huile de colza ou un mélange olive/colza.
- Poulet ou dinde ou lapin ou porc maigre (filet mignon) ou œufs Bleu-Blanc-Cœur® ou poisson gras ou maigre. Filière animale oméga-3 (Bleu-Blanc-Cœur®) à privilégier.
- Légumes d'accompagnement, cuits à la vapeur ou à l'étouffée.

- Féculents sans gluten à IG bas à moyen : lentilles, pois chiches, haricots secs, riz basmati ou autre variété en complet ou demi-complet, pâtes de riz brun ou de légumineuses, patates douces, etc.
- Pain sans gluten maison ou faits de vraies farines sans gluten (pas de fécules).
- Entremet végétal.
- Fruit frais de saison si bien toléré ou fruits secs (pruneaux ou abricots secs) ou cuits si mal tolérés.

Collation après-midi (facultatif) :

Consignes : les fruits et les oléagineux constituent la vraie collation santé ! Biscuits et autres sucreries (même sans gluten) n'auront jamais les bénéfices de ces aliments, à calories égales, à gras égal…

- Fruits frais de saison biologiques. A défaut des fruits séchés si vous êtes en déplacement.
- Amandes ou noix (les amandes agissent également comme coupe-faim à effet retard pour limiter les repas du soir trop copieux).

Repas du soir :

Consignes : composer un repas si possible entièrement végétal, avec finalement surtout des glucides (légumes, légumes secs, fruits notamment). Il doit être léger sur le plan calorique pour éviter la surcharge digestive et l'augmentation des marqueurs inflammatoires la nuit.

- Salade de crudités vinaigrette avec huile de colza ou un mélange olive/colza, graines de lin moulues ou thermo-extrudées (Linette®).
- Ou potage en hiver.
- Eviter les protéines animales le soir ; à la rigueur du poisson peut convenir deux fois par semaine le soir.
- Légumes d'accompagnement à volonté (cuits à la vapeur ou à l'étouffée).
- Féculents : privilégier les légumes secs en guise de protéines végétales pour le soir. Les pommes de terre ont un IG assez élevé mais sont acceptable de temps en temps. Elles ont l'avantage d'être sans gluten. Les patates douces, bien que sucrées ont plus de fibres et un IG plus bas. A noter que les légumes secs apportent de bonnes quantités de protéines alors que les tubercules, comme les pommes de terre et les patates douces, en apportent vraiment peu.
- Le pain sans gluten est facultatif. Dans un régime sans gluten il vaut mieux s'en passer et ne l'utiliser que lorsqu'on a besoin de tartiner quelque chose.
- Entremet végétal pour un repas 100% végétal (ex : Délice de chanvre, marque Sojade®) ou autres entremets du commerce, ou faits maison.
- Fruit de saison ou compote sans sucre ajouté si fruit frais mal toléré.

Menus

Nous allons reprendre les menus proposés au chapitre précédent et faire quelques aménagements afin qu'il n'y ait plus de gluten ni de produits laitiers.

Les menus sont volontairement les mêmes pour vous montrer que les changements ne sont pas si importants et que l'équilibre reste globalement le même. La transition peut se faire doucement mais c'est seulement quand l'éviction est totale depuis plusieurs semaines que l'on peut évaluer l'impact d'une telle alimentation. Les écarts au régime vous permettront peut-être de voir si des douleurs réapparaissent. Mais attention, des écarts fréquents maintiennent une surexcitation du système immunitaire en cas d'hypersensibilités alimentaires et peuvent annuler les effets potentiels du régime sans gluten (et sans produits laitiers). S'il y a de l'hyperperméabilité intestinale cette dernière sera entretenue par les apports de gluten trop répétés. Donc, on ne pourra juger que lorsque le régime sera strict.

Les exemples contiennent parfois du soja, lequel peut être retiré selon les cas. Pour rappel la question du soja est complexe et dépend du cas propre à chaque femme: statut hormonal, flore intestinale et bien sûr quantités et fréquences de consommation.

Jour 1

Petit déjeuner:

- Thé vert Sencha: riche en catéchines, assez peu de théine.
- Pain sans gluten maison (voir recette dans la section suivante).
- Purée de noix de cajou (ex: Jean Hervé® ou Perlamande®, éviter les purées de noix de cajou grillées).
- Kiwi.

Repas de midi:

- Salade de roquette (la roquette est une crucifère), huile de colza bio.
- Poulet au curry doux.
- Riz basmati complet (petite quantité).
- Courge butternut.
- Entremet au lait d'amande (lait d'amande, maïzena, xylitol ou stévia).
- 3 ou 4 pruneaux.

Collation de l'après-midi:

- Pomme bio (car fruit le plus traité !).
- Une poignée de noix de Grenoble.

Repas du soir:

- Soupe de légumes verts.
- Quinoa à la tomate (concentré de tomates + tomates séchés dans l'eau de cuisson).

- Poire.
- Délice de chanvre au chocolat (marque Sojade®, ne contient pas de soja).

Jour 2

Petit déjeuner :

- Café décaféiné bio (pas de solvant chimique utilisé pour le décaféiner), Rich Rewards® Life Extension® n'induisant pas d'effets secondaires digestifs (attention : forte amertume !).
- Flocons d'avoine garantis sans gluten (<20ppm). Ou sinon flocons de sarrasin.
- Amandes et noix.
- Lait d'amande enrichi en calcium (lithothamne). Le choisir sans carraghénanes, un additif certes naturel, mais qu'il est préférable d'éviter car il est probablement délétère à la santé [26-28]. Vérifier la liste des ingrédients dans tous les cas.

Repas de midi :

- Salade composée (salade verte et légumes de saison).
- Saumon au curcuma poché à feu éteint.
- Patate douce à la vapeur.
- Panna cotta végétale à la bergamote (lait de quinoa, xylitol, gélatine, sachet d'infusion de bergamote).
- 3 abricots secs.

Collation de l'après-midi :

- Une poire.
- Un carré de chocolat noir.
- 5 ou 6 noix de Pécan.

Repas du soir :

- Salade de lentilles, vinaigrette huiles d'olive et de cameline.
- Poêlée de légumes (les faire cuire à l'étouffée avec un tout petit peu d'eau).
- Yaourt de soja dans lequel on aura coupé un fruit frais de saison.

Jour 3

Petit déjeuner :

- Infusion de Rooibos.
- Galette Bretonne maison à la farine de sarrasin avec œuf oméga-3.
- Purée de noisette 100 % à tartiner et cacao pur à saupoudrer sur la crêpe.
- Une orange (la manger entière plutôt que de la presser).

Repas de midi :

- Betteraves rouges.

- Gratin de courgettes à la crème de riz.
- Lapin (si possible Bleu-Blanc-Cœur® - élevé sans antibiotique et riche en oméga-3).
- Fromage de soja Sojami® ou Sojabio® (sauf si éviction du soja).
- Quelques pruneaux.

Collation de l'après-midi :
- Un kaki.
- Une ou deux noix du Brésil.

Repas du soir :
- Salade d'hiver (chicorée ou scarole), vinaigrette huiles d'olive/colza, saupoudrer de la Linette® (à défaut des graines de lin moulues).
- Sardines (avec l'arrête : calcium !).
- Pâtes sans gluten à base de pois chiches ou de lentilles rouges (Valpibio® en magasins bio ou Nu3® sur le net), coulis de tomate ou « passata », sel Herbamare®, curcuma, basilic et un trait d'huile d'olive.
- Compote de pommes à la cannelle de Ceylan (bien vérifier la mention « Ceylan »).

Jour 4

Petit déjeuner :
- Infusion de romarin.
- « Fromage blanc » de chanvre, marque Sojade® (sans soja).
- Pain fabriqué dans une boulangerie sans gluten (renseignements sur http ://www.sortirsansgluten.com/) ou acheté en magasin bio.
- St Hubert® Oméga-3 sans huile de palme (France) ou Becel® light (Belgique).

Repas de midi :
- Radis roses (le radis est une crucifère !).
- Dinde cuite à l'étouffée sauce champignons + crème d'amande.
- Millet.
- Brocolis vapeur, filet d'huile d'olives noires Puget® (olives noires plus riches en antioxydants).
- Flan végétal avec œuf Bleu-Blanc-Cœur®, lait de noisette enrichi en calcium et vanille.

Collation de l'après-midi :
- Une banane peu mûre (moins glycémiante).

Repas du soir :
- Soupe de pois cassés.
- Carottes Vichy (cuite à l'étouffée).
- Yaourt végétal maison (voir recette plus loin).

Jour 5

Petit déjeuner :

- Porridge : flocons d'avoine garantis sans gluten ou millet ou Alcamatin®, le tout cuit dans du lait d'amande enrichi en calcium.
- Cannelle de Ceylan (pas de la variété Casse de Chine qui est toxique).
- Quelques fruits secs.

Repas de midi :

- Pointes d'asperges vinaigrette huiles olive/colza.
- Dos de cabillaud en papillotes au four (papier sulfurisé max 140°C) ou bien cuisson douce au four (100-110°C maximum), petits légumes.
- Couscous de fonio.
- Crumble aux pommes (crumble avec St Hubert oméga-3 sans huile de palme, farine de souchet, poudre d'amande et sucre de coco ou xylitol).

Collation de l'après-midi :

- Poire.
- Pistaches non salées.

Repas du soir :

- Salade de pommes de terre (moins glycémiante une fois refroidies par rétrogradation de l'amidon) avec huile de colza.
- Steak de soja Sojasun® (si éviction du soja : steak végétal au millet).
- Haricots plats à la tomate.
- Compote du commerce sans sucre ajouté.

Jour 6

Petit déjeuner :

- Chicorée au lait d'amande.
- Petit déjeuner type « Miam-Ô-fruits » avec :
- Banane écrasé.
- Une cuillère à soupe de graines de lin broyées au moulin à café électrique, ou bien Linette®.
- Une cuillère à soupe d'autres graines ou fruits à coque broyés.
- Une cuillère à soupe d'huile de colza bio.
- Jus de citron.
- 3 fruits de saison différents (en plus de tout ceci !) coupés en morceaux.

Repas de midi :

- Makis (sortes de sushis) végétariens à l'avocat
- Poulet vapeur au macérât olive/basilic (voir recette à la section suivante).
- Purée de pommes de terre violettes (vitelottes, riches en pigments anthocyanes, très antioxydants).
- Courgettes à l'étouffée.

- 1 verre de lait végétal enrichi en calcium.
- Pêche ou brugnon.

Collation de l'après-midi :
- Pastèque.
- Mieux vaut ne rien ajouter pour la tolérance digestive.

Repas du soir :
- Repas du soir rapide, type « plateau télé » avec :
- Gaspacho (maison ou du commerce).
- Tartines de pâté végétal à base d'houmous (y intégrer un peu d'huile de cameline). Ici, on peut utiliser du Pain des fleurs® (tartines craquantes sans gluten) comme support car on en consomme peu.
- Salade de fruits variés.

Jour 7

Petit déjeuner :
- Œuf Bleu-Blanc-Cœur® (France) ou Columbus® (Belgique) à la coque.
- Mouillettes avec Pains des fleurs® (1 tartine peut suffire, attention IG élevé).
- 1 verre de lait végétal enrichi en calcium.
- Kiwi ou agrume.

Repas de midi :
- Assortiment de crudités (dips) à tremper dans une sauce.
- Sauce au yaourt de soja, huile d'olive et herbes (ciboulette, persil, etc.).
- Porc, filet mignon (filière du lin recommandée, Bleu-Blanc-Cœur®).
- Lentilles vertes.
- Navets.
- Compote pommes/coings.

Collation de l'après-midi :
- Raisin (attention : bio car sinon beaucoup traité aux pesticides !).
- Noix de macadamia.

Repas du soir :
- Salade de chicorée ou scarole composée avec restes de légumes du frigo.
- Haricots coco (haricots secs) à la tomate.
- Crème dessert maison avec lait végétal, tapioca et sucre de coco (IG = 35) ou sucre de bouleau (IG=8).
- Y ajouter des fruits rouges frais de saison ou bien surgelés.

Analyse nutritionnelle

Voici l'analyse nutritionnelle moyenne de ces nouveaux menus sans gluten ni produits laitiers. Tout comme au chapitre précédent, 2 verres d'eau riche en calcium et une tranche de pain sans gluten ont été rajoutés aux repas de midi et du soir. Comme nous l'avions vu, la plupart des pains sans gluten du commerce sont médiocres sur le plan nutritionnel. Il est possible tout simplement de majorer la quantité des féculents sans gluten des repas ou bien de fabriquer soi-même son pain sans gluten.

Analyse nutritionnelle moyenne (par jour)	
Energie	1720 kcal
Protéines	72 g (17 % AET*)
Lipides	67 g (35 % AET*)
Glucides	200g (48 % AET*)
Fibres	41 g (ANC = 30 g)
Calcium	850 mg (ANC** = 900 mg)
Magnésium	420 mg (ANC** = 360 mg)
Fer	16,1 mg (ANC** = 16 mg)

* Apports énergétiques totaux

** Apports Nutritionnels Conseillés

Acides gras	
Acides gras oméga-3 longue chaîne	600 mg (ANC** = 500 mg)
dont EPA	200 mg
dont DHA	400 mg
Acides gras essentiels	11,5 g
dont LA	9,1 g
dont ALA	2,4 g (ANC** = 1,8 mg)
Ratio oméga-6/oméga-3	3,8/1 (idéal car < 4)

L'éviction du gluten et des produits laitiers n'amènent que peu de changement sur le plan nutritionnel, pour autant qu'on est substitué les produits laitiers par des équivalents végétaux enrichis en calcium (point important). Les acides gras restent inchangés.

Quelques recettes sympathiques

Taboulé de millet

Voici une variante du célèbre taboulé, mais sans couscous de blé !

Ingrédients :

- 200 g de millet.
- 3 tomates.
- 1 oignon.

- 1/2 concombre.
- Le jus d'un citron (bio).
- 2 cuillères à soupe de raisins secs.
- 3 cuillères à soupe d'huile (idéalement moitié olive moitié colza).
- Herbes aromatiques fraîches: persil plat, coriandre en feuilles, menthe fraîche.
- Sel, poivre

Rincer le millet à l'aide d'un tamis fin ou d'un chinois. Le millet se cuit en calculant au plus juste la quantité d'eau qui sera totalement absorbée par la cuisson (attention: départ eau bouillante et non pas départ eau froide). Mettre à chauffer 425 ml d'eau dans une casserole, à couvert pour éviter les pertes par évaporation. A ébullition, ajouter tout de suite les 200 g de millet, cuire à feu moyen et à couvert. Au bout de 10 minutes de cuisson retirer la casserole du feu et laisser gonfler (toujours à couvert) pendant 20 minutes. Le disposer ensuite dans un grand saladier et le réserver au frais. Couper les tomates, l'oignon, le concombre en petits morceaux. Les incorporer au millet avec les raisins secs, sel, poivre, huile et jus de citron. Au dernier moment, hacher les herbes fraîches afin de conserver tous leurs arômes.

Quinoa à la tomate et aux olives

Le quinoa est très intéressant au sein d'un régime sans gluten car il permet de varier les sources de féculents. Cependant, il n'est pas souvent apprécié à sa juste valeur car son goût est assez spécial. Voici une recette à la tomate et aux olives fort sympathique !

Ingrédients:

- 200 g de quinoa blanc.
- 1 cuillère à soupe bombée de double contré de tomate.
- 5 morceaux de tomates séchées.
- 10 olives noires à la grecque.
- Cuillère à soupe d'huile d'olive.
- Sel (sel Herbamare® Provençal idéal).

Rincer le quinoa à l'aide d'un tamis fin ou d'un chinois. Le disposer dans une casserole puis ajouter le concentré de tomate ainsi que de l'eau pour un volume d'environ deux fois celui occupé par le quinoa (cuisson départ eau froide). Saler puis renforcer la préparation avec des tomates séchées coupées en tous petits morceaux. A partir de l'ébullition faire cuire à feu doux et à demi-couvert jusqu'à absorption totale du liquide. Le quinoa est cuit quand on voit comme une sorte de petit germe sortir sur le côté de la graine. Incorporer à la fin des rondelles d'olives noires dénoyautées et un trait d'huile d'olive.

Houmous (pâté végétal)

C'est une recette du Proche-Orient bien connue. On peut le considérer comme un pâté végétal, à la fois très nourrissant et très rassasiant.

Ingrédients :

- 100 g de pois chiches (cuits et égouttés).
- 1 cuillère à café bombée de tahiné (purée de sésame complet ou demi-complet).
- 1 cuillère à soupe d'huile d'olive.
- 1 cuillère à soupe de jus de citron.
- 1 cuillère à café de cumin.
- Sel, poivre, ail en poudre.

Si vous utilisez des pois chiches en conserve, bien les rincer. Ne pas utiliser du jus de citron en bouteille mais le jus d'un citron frais pour l'apport de vitamine C, utile à la conservation de la préparation. Mettre les ingrédients dans un robot. Mixer le tout. Rallonger à l'eau jusqu'à obtention d'une pâte lisse, homogène mais encore un peu ferme. Attention : l'erreur la plus courante est d'en réaliser une quantité trop importante. On peut tout de même conserver cette préparation plusieurs jours au réfrigérateur dans une boîte hermétique. S'utilise tartiné dans des feuilles d'endives, ou sur du pain des fleurs®. Pour rappel les tartines craquantes sans gluten sont utiles comme support uniquement, mais pas en grande quantité en raison de leur index glycémique très élevé.

Haricots secs sauce moutarde et curcuma

Pas le temps de faire à manger ? Alors il n'y a qu'à sortir un bocal d'haricots secs du placard et les préparer en deux temps trois mouvements !

Ingrédients :

- Un bocal de verre de 335 g de flageolets (ou autre type de haricots secs).
- 2 cuillères à café de moutarde.
- 1 cuillère à soupe d'huile d'olive.
- ½ cuillère à café de curcuma. – Sel.

Bien rincer les haricots à l'aide d'une passoire, d'un tamis ou d'un chinois. Les mettre dans une casserole et ajouter la moutarde, l'huile d'olive, le curcuma et le sel. Délayer avec un peu d'eau pour former une sauce. Cuire à feu moyen quelques minutes pour faire disparaitre le goût fort de la moutarde. C'est prêt.

Sorbet rapide myrtilles et lait végétal

Cette préparation est réalisée en 2 minutes top chrono, sans sorbetière, seulement à l'aide d'un blender. On pourra diminuer les quantités si le sorbet n'est réalisé que pour une ou 2 personnes car il se consomme de suite.

Ingrédients:

- 1 sachet de 450g de myrtilles surgelées (ou un mélange de fruits rouges).
- 250ml de lait végétal (soja idéal, mais amande peut faire aussi l'affaire).

Tout mettre dans le blender et mixer. A l'aide d'une spatule sortir la préparation et consommer de suite. Si le lait végétal est déjà sucré, nul besoin de rajouter du sucre.

Smoothie détox au kale

Ce smoothie vert et sucré est intéressant car non seulement c'est une bonne source de calcium, mais c'est aussi un « modulateur œstrogénique » en favorisant la détoxication des œstrogènes par le foie (activation de la phase 2) et la voie de la 2-hydroxylase, c'est-à-dire la formation d'hormones faiblement œstrogéniques (voir le chapitre 5 pour plus de détails).

Ingrédients:

- 250 ml de lait d'amande enrichi en calcium (si possible au lithothamne et sans carraghénanes).
- Les feuilles d'une branche de chou kale.
- Une banane de taille moyenne.
- 5 petites dattes (Deglet) ou 3 grosses (Medjoul).

Mettre tous les ingrédients dans un blender et mixer longuement. Rallonger un peu à l'eau si la préparation est un peu épaisse (+ 1 verre d'eau). Servir 4 petits verres. Il est préférable de passer le smoothie à travers une passoire vers la fin car il reste généralement des morceaux de dattes au fond du blender.

Yaourts végétaux sans soja

Les laits végétaux autres que le soja ne permettent pas une coagulation en présence des ferments lactiques. Dans cette recette, l'agar agar et l'amidon de maïs vont permettre de « coller » la préparation. Les bactéries vont tout de même pouvoir se développer dans ce milieu car la chaleur de la yaourtière retarde l'épaississement de la préparation.

Ingrédients:

- 1 litre de lait végétal (lait d'avoine, de riz, de quinoa, etc.).
- 1 sachet de 2 g d'agar agar.
- 1 cuillère à soupe rase de maïzena.
- 1 sachet de ferments lactiques Alsa « mon yaourt maison » ou 1 flacon de Yalacta (en pharmacie) ou 1 sachet de Bioprotus 7000 (en pharmacie ou magasins bio)

Dans un saladier, mélanger ½ litre de lait végétal avec les ferments lactiques. Réserver. Dans une casserole, mettre l'agar agar, la maïzena et ajouter progressivement le liquide (l'autre ½ litre) en remuant. Veiller à ce qu'il n'y ait pas de grumeaux. Dans le cas contraire, battre avec un fouet. Mettre la casserole sur le feu en remuant sans cesse. Stopper la cuisson à l'ébullition. Laisser tiédir 5 minutes. Mélanger les 2 préparations. Disposer le tout dans les pots et mettre en étuve dans la yaourtière pendant une dizaine d'heures.

Pain sans gluten à la vapeur ou au four

Cette recette ne nécessite pas de machine à pain. Il n'est pas non plus nécessaire de pétrir la pâte longuement. La vapeur empêche la formation de corps de Maillard, mais une cuisson au four traditionnel est également possible. L'utilisation d'un moule à cake permet d'obtenir une forme bien régulière car les pains sans gluten lèvent assez mal.

Ingrédients :

- 400 g de farines sans gluten (200 g sarrasin + 200 g riz ou 200 g sarrasin + 200 g millet).
- 1 cuillère à café de levure sèche de boulanger (ex : SAF®) ou 2 sachets.
- 1 cuillère à café de sel fin (sel fin iodé idéal).
- 400 ml d'eau (si l'on dispose d'une balance, on peut peser 400 g d'eau).

Mettre le four en route puis l'éteindre. Mélanger la levure de boulanger à 200 ml d'eau tiède additionnée d'une cuillère à café de sucre complet et la réserver. Ceci va permettre de la revivifier. Préparer le moule à cake : le chemiser avec un peu d'huile d'olive et de la farine de riz ou mieux, disposer un papier cuisson sulfurisé afin de pouvoir plus facilement démouler le pain. Dans un grand saladier, mélanger les farines et le sel. Ajouter l'eau contenant la levure. Remesurer 200 ml d'eau tiède avec le même récipient (ce qui permet de rincer et récolter la levure restante) et l'incorporer à la pâte. Cette dernière doit avoir une consistance de pâte à gâteau. Foncer le moule avec ce mélange puis disposer dans le four tiède pour laisser la pâte lever. Au bout d'une heure, mettre le four en route à 210 °C pour 1 heure ou bien disposer dans un cuit vapeur (suffisamment grand comme un Magimix® tout inox) et laisser cuire également 1 heure. En ce qui concerne la cuisson au four, il faut mettre un petit récipient avec de l'eau dans ce dernier, afin que le pain cuise tout de même en milieu humide. A noter qu'il n'y aura pas de réaction de Maillard à la vapeur alors qu'il y en aura (croûte) au four. Une fois qu'il est cuit, laisser tiédir puis le démouler. Finir de le laisser refroidir sur une grille à pâtisserie.

Notez qu'il est possible de faire ce pain avec du levain plutôt que de la levure. La levée sera encore plus difficile, mais les minéraux seront plus biodisponibles car le levain contient une enzyme (la phytase) qui désactive l'acide phytique. Par ailleurs l'index glycémique sera légèrement plus bas.

Références

1. Marziali M, Venza M, Lazzaro S, Lazzaro A, Micossi C, Stolfi VM. Gluten-free diet : a new strategy for management of painful endometriosis related symptoms ? Minerva Chir. 2012 Dec. ; 67(6): 499-504.
2. Lammers KM, Lu R, Brownley J, Lu B, Gerard C, Thomas K, Rallabhandi P, Shea-Donohue T, Tamiz A, Alkan S, Netzel-Arnett S, Antalis T, Vogel SN, Fasano A. Gliadin Induces an Increase in Intestinal Permeability and Zonulin Release by Binding to the Chemokine Receptor CXCR3. Gastroenterology 2008 Jul. ; 135(1): 194–204.e3.
3. Drago S, El Asmar R, Di Pierro M, Grazia Clemente M, Tripathi A, Sapone A, Thakar M, Iacono G, Carroccio A, D'Agate C, Not T, Zampini L, Catassi C, Fasano A. Gliadin, zonulin and gut permeability : Effects on celiac and non-celiac intestinal mucosa and intestinal cell lines. Scand. J. Gastroenterol. 2006 Apr. ; 41(4): 408-19.
4. Visser J, Rozing J, Sapone A, Lammers K, Fasanob A. Tight Junctions, Intestinal Permeability, and Autoimmunity Celiac Disease and Type 1 Diabetes Paradigms. Ann. N.Y. Acad. Sci. 2009 May. ; 1165 : 195–205.
5. Hollon J, Puppa EL, Greenwald B, Goldberg E, Guerrerio A, Fasano A. Effect of gliadin on permeability of intestinal biopsy explants from celiac disease patients and patients with non-celiac gluten sensitivity. Nutrients 2015 Feb. 27 ; 7(3): 1565-76.
6. Vazquez-Roque MI, Camilleri M, Smyrk T, MD, Murray JA, Marietta E, O'Neill J, Carlson P, Lamsam J, Janzow D, Eckert D, Burton D, Zinsmeister AR. A Controlled Trial of Gluten-Free Diet in Patients with Irritable Bowel Syndrome-Diarrhea : Effects on Bowel Frequency and Intestinal Function. Gastroenterology. 2013 May ; 144(5): 903–911.e3.
7. Wu CY, Chang WP, Chang YH, Li CP, Chuang CM. The risk of irritable bowel syndrome in patients with endometriosis during a 5-year follow-up : a nationwide population-based cohort study. Int. J. Colorectal. Dis. 2015 Jul. ; 30(7): 907-12.
8. Parazzini F, Chiaffarino F, Surace M, Chatenoud L, Cipriani S, Chiantera V, Benzi G, Fedele L. Selected food intake and risk of endometriosis. Hum. Reprod. 2004 Aug. ; 19(8): 1755-9.
9. Trabert B1, Peters U, De Roos AJ, Scholes D, Holt VL. Diet and risk of endometriosis in a population-based case-control study. Br. J. Nutr. 2011 Feb. ; 105(3): 459-67.
10. Harris HR, Chavarro JE, Malspeis S, Willett WC, Missmer SA. Dairy-Food, Calcium, Magnesium, and Vitamin D Intake and Endometriosis : A Prospective Cohort Study. Am. J. Epidemio. 2013 Mar. 1 ; 177(5): 420–430.
11. Human exposure to dioxins from food, 1999-2002. Charnley G, Doull J., Food. Chem. Toxicol. 2005 May ; 43(5): 671-9.
12. Danjou AM, Fervers B, Boutron-Ruault MC, Philip T, Clavel-Chapelon F, Dossus L. Estimated dietary dioxin exposure and breast cancer risk among women from the French E3N prospective cohort. Breast Cancer Res. 2015 Mar. 17 ; 17 : 39.
13. Buck Louis GM, Peterson CM, Chen Z, Croughan M, Sundaram R, Stanford J, Varner MW, Kennedy A, Giudice L, Fujimoto VY, Sun L, Wang L, Guo Y, Kannan K. Bisphenol A and phthalates and endometriosis : the Endometriosis : Natural History, Diagnosis and Outcomes Study. Fertil. Steril. 2013 Jul. ; 100(1): 162-9.e1-2.
14. Serrano SE, Braun J, Trasande L, Dills R, Sathyanarayana S. Phthalates and diet : a review of the food monitoring and epidemiology data. Environ. Health 2014 Jun. 2 ; 13(1): 43.
15. Missmer SA, Chavarro JE, Malspeis S, Bertone-Johnson ER, Hornstein MD, Spiegelman D, Barbieri RL, Willett WC, Hankinson SE. A prospective study of dietary fat consumption and endometriosis risk. Hum. Reprod. 2010 Jun. ; 25(6): 1528-35.
16. Malekinejad H, Rezabakhsh A. Hormones in Dairy Foods and Their Impact on Public Health - A Narrative Review Article. Iran J. Public Health. 2015 Jun. ; 44(6): 742-58.
17. Maruyama K, Oshima T, Ohyama K. Exposure to exogenous estrogen through intake of commercial milk produced from pregnant cows. Pediatr. Int. 2010 Feb. ; 52(1): 33-8.

18. Lavine E. Blood testing for sensitivity, allergy or intolerance to food. CMAJ 2012 Apr. 3 ; 184(6): 666–668.
19. Kanis JA, Odén A, McCloskey, Johansson H, Wahl DA, Cooper C. A systematic review of hip fracture incidence and probability of fracture worldwide. Osteoporos. Int. 2012 Sep. ; 23(9): 2239–2256.
20. Bischoff-Ferrari HA, Dawson-Hughes B, Baron JA, Kanis JA, Orav EJ, Staehelin HB, Kiel DP, Burckhardt P, Henschkowski J, Spiegelman D, Li R, Wong JB, Feskanich D, Willett WC. Milk intake and risk of hip fracture in men and women : a meta-analysis of prospective cohort studies. J. Bone Miner Res. 2011 Apr. ; 26(4): 833-9.
21. Martin A. Apports Nutritionnels Conseillés (ANC) pour la population française, 3ème édition. Editions Tec DOC, Lavoisier Paris 2014.
22. Melina V, Craig W, Levin S. Position of the Academy of Nutrition and Dietetics : Vegetarian Diets. J. Acad. Nutr. Diet. 2016 Dec. ; 116(12): 1970-1980.
23. Kärkkäinen MU, Wiersma JW, Lamberg-Allardt CJ. Postprandial parathyroid hormone response to four calcium-rich foodstuffs. Am. J. Clin. Nutr. 1997 Jun. ; 65(6): 1726-30.
24. Carey M, Jiujin X, Gomes Farias J, Meharg AA. Rethinking Rice Preparation for Highly Efficient Removal of Inorganic Arsenic Using Percolating Cooking Water. PLoS One 2015 Jul. 22 ; 10(7): e0131608.
25. Santillo D, Fernandes A, Stringer R, Alcock R, Rose M , White S , Jones K , Johnston P. Butter as an indicator of regional persistent organic pollutant contamination : further development of the approach using polychlorinated dioxins and furans (PCDD/Fs), and dioxin-like polychlorinated biphenyls (PCBs). Food additives and contaminants 2003 ; 20(3): 281-90.
26. Tobacman JK. Review of harmful gastrointestinal effects of carrageenan in animal experiments. Environ. Health Perspect. 2001 Oct. ; 109(10): 983–994.
27. Suzuki F, Maeda H, Pollard RB. Suppression of interferon gamma production un mice treated with carrageenan, Eur. J. Immunol. 1986 Apr. ; 16(4): 375-80.
28. Bhattacharyya S *et al.* Exposure to the common food additive carrageenan leads to glucose intolerance, insulin resistance and inhibition of insulin signaling in HepG2 cells and C57BL/6J mice, Diabetologia 2012 Jan. ; 55(1): 194-203.

○●●

Chapitre 8

COMPLÉMENTS ALIMENTAIRES

Des compléments alimentaires, vraiment ?

Vous avez certainement entendu parler des compléments alimentaires. Et peut-être en mal : « au mieux inutiles, au pire dangereux », diront les partisans de l'industrie pharmaceutique ! Ces affirmations sont fausses au vu des multiples bénéfices que peuvent apporter les nutraceutiques. Ce sont en quelque sorte les médicaments utilisés en médecine fonctionnelle et nutritionnelle. Par contre, il est vrai de dire qu'ils ne sont pas anodins, qu'il peut y avoir des mésusages et que tous ne se valent pas.

Il ne faut pas non plus penser que l'alimentation puisse à elle seule apporter les mêmes concentrations et la même biodisponibilité pour certains nutriments (voir l'exemple de la curcumine plus loin). On peut aussi obtenir une meilleure pureté (exemple de l'huile de poisson décontaminée). Enfin, un effet pharmacologique est possible avec certains compléments alimentaires alors qu'il serait plus difficile à obtenir par l'unique alimentation.

Les multivitamines

Nous avons vu au chapitre 3 que les multivitamines n'auraient pas d'utilité dans l'endométriose. L'étude des infirmières (Nurses'Health Study II) a bien montré que certaines vitamines (B1, B9, C et E) semblaient diminuer le risque d'endométriose, mais seulement quand elles sont apportées par l'alimentation, et non pas par un complément alimentaire [1]. Le statut en vitamines n'est finalement que le marqueur de la consommation de fruits et légumes, qui eux, peuvent contenir les molécules protectrices (polyphénols ?).

En pratique

Au vu des données scientifiques actuelles, la consommation de multivitamines ne semble pas être utile en cas d'endométriose.

NB : Elle peut néanmoins être conseillée pour d'autres raisons (ex. : détox, fatigue,... Se référer à un professionnel de la santé, bien qualifié en nutrition et/ou micronutrition.

Si un complément est utilisé, le choisir avec des vitamines B actives, et ce, surtout pour la B9. Cette dernière peut, si elle est prise sous forme d'acide folique, s'accumuler de façon toxique (et potentiellement cancérigène) car non totalement métabolisée en tétrahydrofolate. Il existe sur le marché des compléments avec la forme méthylfolate, forme active de la B9. Elle n'a donc pas besoin d'être transformée dans le foie. Ainsi, il n'y a pas d'accumulation pathologique d'une forme inactive. Les compléments avec le terme « acide folique » dans la liste des composants sont à rejeter. Ceux avec les termes « méthylfolate » ou « acide folinique » ou « L-5-méthyltétrahydrofolate » ou « Metafolin® » sont corrects.

Huile de poisson décontaminée

Les poissons gras sont de grands pourvoyeurs d'oméga-3 à longue chaîne, mais aussi de POPs ! En effet, ils contiennent des PCB et du mercure. On retrouve aussi un peu de dioxine mais moins que dans la viande et les produits laitiers. La présence de ces polluants est un problème. Les poissons gras d'un côté sont bons, et de l'autre...pas tant que ça ! C'est ici que peuvent intervenir les capsules d'huile de poisson concentrée et surtout décontaminée. Elles peuvent s'avérer très efficaces pour couvrir les besoins en EPA et DHA, mais également pour combattre l'inflammation. Néanmoins attention, tous les produits ne se valent pas !

- Les produits sont plus ou moins décontaminés (par distillation moléculaire).
- Plus ou moins concentrés en EPA et DHA.
- Plus ou moins sensibles à l'oxydation, voire même déjà rances dans la capsule ! Ceci dépend des antioxydants qui ont été rajoutés.

Pureté :

Le degré de distillation moléculaire est le premier point important. Plus le produit est pur, mieux c'est. Actuellement, le produit dont la distillation moléculaire est la plus poussée est Oménutrics de Bionutrics®/Metagenics®. Selon une étude de la *Food Safety Authority of Ireland* réalisée en 2002, Oménutrics est 3 à 50 fois plus pur que les 14 autres produits testés quant à la concentration en différents PCB [2].

Sinon d'autres produits sont aussi relativement sûrs. On peut les reconnaître grâce au label EPAX®, par exemple : Omégabiane EPA Pileje®, Oméga EPA LPEV®, Omegartic Equilibre ou EPA+ de Nutrixeal®, Oméga 3 Lescuyer®... Il en existe d'autres évidemment. Rechercher le label EPAX® est un gage de qualité car on est certain que l'huile a été décontaminée. Néanmoins, le produit Omenutrics reste le plus pur du marché.

Stabilité :

Il s'agit là du deuxième point critique. En effet, de nombreux produits sur le marché contiennent, dans la capsule, une huile déjà rance ! C'est un vrai problème car une huile de poisson oxydée est délétère à la santé. Elle peut par exemple augmenter le cholestérol et la tension artérielle [3], alors qu'une huile de poisson stable, donc non oxydée, aurait fait le contraire. Une huile rance cause aussi un stress oxydatif et de l'inflammation !

Alors comment faire pour savoir si l'huile n'est pas oxydée dans la capsule ? C'est impossible de le voir à l'œil nu. La date de péremption n'a aussi rien à voir (bien qu'un produit périmé ait plus de chance d'être rance). On peut se référer à des labels : le label PUFANOX®, présent sur les produits Omenutrics, permet une stabilité extrême du produit. En effet les produits Omenutrics exposés à l'air (capsule ouverte dans l'obscurité selon la méthode de la Royal Society of Chemistry [4]) ne sont toujours pas rances (peroxydes < 5mEq/kg) au bout d'un mois, alors que tous les autres produits testés le sont. Un autre label est disponible. Il s'agit de Quality Silver®, un process de stabilisation des huiles oméga-3 par la société Polaris®. Moins performant que Pufanox® ce label est néanmoins un gage de qualité quant à la stabilité des huiles de poisson. Généralement les huiles portant le label EPAX® ont aussi le label Quality Silver®. Par mesure de précaution, il est raisonnable d'éviter les produits ne contenant pas ces labels, car les huiles sont peut-être instables.

Autre label :

Il existe un autre label désormais disponible sur le marché : il s'agit de PureMax™. Il garantit également pureté et stabilité. On peut citer le produit PROM3GA® qui semble très intéressant. Comme les autres produits, il contient de la vitamine E et de l'extrait de romarin pour garantir une bonne stabilité. L'autre bon point est l'adjonction d'astaxantine, un caroténoïde qui protège aussi les acides gras EPA et DHA.

Les produits à base d'huile de poissons non européens :

Il existe un programme de certification pour la qualité des huiles de poisson. Il s'agit d'IFOS ou *The International Fish Oil Standards*, mené par un organisme canadien. Ce programme permet de tester la conformité du dosage indiqué, la pureté et la stabilité des produits (www.nutrasource.ca). Une classification est faite sur une base de 5 étoiles, le maximum indiquant qu'absolument tous les critères sont respectés. On peut citer notamment le produit Super Oméga 3 de Life Extension® qui a obtenu les 5 étoiles.

Pour aller plus loin

La supplémentation en huile de poisson contre l'endométriose testée chez l'animal : Nous disposons d'une étude à ce sujet, certes sur l'animal, mais riche d'enseignements. Neuf rats ont été nourris avec une diète riche en EPA et 9 autres avec de de l'acide linolénique (LA, oméga-6) pendant 2 semaines [5].

Deux semaines après l'alimentation, l'utérus a été auto-transplanté dans le péritoine pour développer un modèle d'endométriose. L'alimentation a été poursuivie pour un total de 6 semaines. Dans le groupe EPA, le rapport oméga-3/oméga-6 dans chaque tissu a augmenté de façon significative et l'épaississement de l'interstitium, un site actif pour l'inflammation dans l'endométriose, a été significativement supprimé (0,30 +/- 0,09 mm [groupe EPA] vs 0,77 +/- 0,23 mm [groupe LA]). L'ARNm des métalloprotéinases, l'interleukine-1beta, l'interleukine-1r, la prostaglandine E synthase (Ptges) et le facteur nucléaire NF-kappaB ont été réduits dans le groupe EPA.

PPAR gamma et endométriose :
Selon une étude *in vitro* publiée dans la revue Endocrinology en 2013 l'activation des PPAR-γ (Peroxisome proliferator-activated receptor gamma), des récepteurs nucléaires, inhiberait le développement des cellules épithéliales endométriosiques et des cellules stromales endométriosiques [6].

Huile de poisson et PPAR-γ :
On pense que les acides gras oméga-3, notamment l'EPA et le DHA présent dans l'huile de poisson, seraient des ligands des PPAR. Par leur supposé agonisme avec les PPAR, les acides gras présents dans l'huile de poisson pourraient être une solution naturelle pour l'activation des PPAR (notamment α & γ) [7].

Ces différents éléments laissent penser que l'huile de poisson, et particulièrement l'EPA, constituerait un traitement naturel dans l'endométriose, tant pour réduire l'inflammation que pour agir sur des mécanismes impliqués dans la pathologie (action des métalloprotéinases par exemple).

En pratique

Pour les oméga-3 sous forme de capsules d'huile de poisson choisir des produits avec label PUFANOX®, ou bien à défaut EPAX® + Quality Silver® ou PureMax™, garantissant pureté (décontamination) et stabilité (non rancissement). Si le produit provient d'outre-Atlantique ou s'il n'y a pas de label apparent, on peut rechercher la mention 5 étoiles au programme IFOS. Par précaution éviter tous les autres produits ou exiger des certificats d'analyse de la part des fabricants.

Une complémentation de l'ordre de 500 mg par jour d'EPA+DHA cumulés paraît correcte dans un but anti-inflammatoire (choisir un produit contenant plus d'EPA que de DHA). Il faut lire l'étiquette du produit pour prendre connaissance du dosage en EPA et DHA et non pas de la quantité d'huile dans la capsule, car différentes concentrations sont possibles.

Des doses supérieures seraient possibles. Se référer à un professionnel de santé bien qualifié en nutrition et/ou micronutrition, à son médecin ou à son pharmacien. Vérifier auprès de son médecin s'il n'y a pas de contre-indications.

Curcumine

Qui n'a pas entendu parler du curcuma ? Certainement l'épice la plus prometteuse au monde pour ses propriétés thérapeutiques innombrable : anti-inflammatoire, antioxydant, anti-cancer, antidiabétique, protecteur contre plusieurs maladies neurodégénératives etc. Rhizome à la base de nombreuses épices (curry, colombo…) et élément majeur de la médecine ayurvédique, le curcuma a fait l'objet de plusieurs milliers de publications scientifiques.

Mais soyons clairs, c'est en réalité la curcumine et non le curcuma qui a été particulièrement étudié. En fait le curcuma contient seulement quelques pourcents de curcumine. De plus, ce polyphénol est très faiblement absorbé.

Cela ne veut pas dire que le curcuma en tant qu'épice n'a pas d'intérêt, au contraire en consommer quotidiennement est une bonne idée, mais sous forme de nutraceutique, on peut espérer de meilleurs effets thérapeutiques.

De la curcumine contre l'endométriose ?

Tout d'abord il faut savoir que la curcumine pourrait profiter à n'importe quelle maladie inflammatoire [8]. Cependant, elle possède d'autres propriétés qui pourraient viser spécifiquement les mécanismes physiopathologiques de l'endométriose. Nous disposons de plusieurs études *in vitro* et sur l'animal qui mettent en lumière son potentiel anti-endométriose.

Pour aller plus loin

La curcumine aurait différentes actions permettant de lutter contre l'endométriose :

- Supprime la prolifération des cellules endométriales en réduisant la valeur de 17β-estradiol (E2) [9].
- La curcumine à une dose de 48mg/kg de poids de corps chez la souris réprime l'activité de la MMP-2 (métalloprotéinase matricielle) *via* une régulation positive de l'expression de TIMP-2, retardant ainsi le développement de l'endométriose [10].
- Elle fait régresser l'endométriose en inhibant la translocation de NFκB et l'expression de MMP-3 (toujours chez la souris) [11].

La curcumine administrée chez la souris soit post ou pré-endométriose (induite chirurgicalement) arrête l'endométriose de manière dose-dépendante. Elle inhibe à la fois l'activité de MMP-9 et son expression au niveau de la sécrétion, tout au long de la régression de la lésion endométriosique [12].

- Des cellules stromales endométriosiques traitées avec de la curcumine ont montré une suppression marquée de l'expression de l'ARNm induite par TNF-α de ICAM-1 et de VCAM-1. Le traitement à la curcumine a également diminué de manière significative la surface cellulaire induite par le TNF-α et l'expression protéique totale de ICAM-1 et de VCAM-1, et ce, de manière dose-dépendante. De plus, le traitement des cellules stromales endométriosiques avec de la curcumine a inhibé de manière franche la sécrétion de IL-6, IL-8 et MCP-1 induite par TNF-a [13].

La curcumine à haute biodisponibilité :

Auparavant les compléments alimentaires à base de curcumine étaient additionnés de pipérine (Biopérine®) issu de poivre noir dans le but d'augmenter son efficacité. Néanmoins, la pipérine est maintenant laissée de côté en raison d'un doute sur sa toxicité. En effet, elle pourrait altérer les fonctions reproductives, mais ceci n'a été démontré que chez les rongeurs, mâles qui plus est [14]. Donc pas sur des hommes, et non plus sur des femmes, pour le sujet qui nous intéresse…

La pipérine diminue certains processus de détoxication hépatique [15]. Elle est donc maintenant plutôt abandonnée dans les nutraceutiques de qualité…

On utilise désormais des phospholipides pour augmenter la biodisponibilité de la curcumine. Par exemple, la curcumine avec le brevet Meriva® (couplée à de la phosphatidylcholine) permet une augmentation de son absorption de 29 fois par rapport à de la curcumine seule. Il existe de très nombreux produits sur le marché avec le brevet Meriva®, par exemple : Super Curcuma de Supersmart®, NuCurcumaHD de Nutriting®, Turmeric complex de Biovea®, etc. Il existe d'autres curcumines brevetées. Il s'agit par exemple de BCM95®, qui utilise des huiles volatiles de curcuma pour augmenter le taux d'absorption. Ici, on a un facteur 6,3 par rapport à un complexe curcumine/lécithine/pipérine [16]. On peut citer le produit Curcumactif 2 de Nutrixéal®. Le laboratoire donne l'équivalence suivante : 1capsule à 500 mg est bio-équivalente à plus de 10 cuillères à soupe de poudre de curcuma. D'autres brevets très intéressants sont apparus sur le marché : CAVAcurmin® avec béta-cyclodextrine (biodisponibilité x40) et Longvida® (biodisponibilité x65 !). Il existe enfin une curcumine dont le taux d'absorption est multiplié par 185 par rapport à la curcumine standard[17] : il s'agit du brevet NovaSol®. Mais il y en a encore d'autres avec des taux d'absorption encore plus délirants ! Cependant attention il existe une contrepartie négative à cette technologie (x185 et plus). En effet l'absorption est boostée par la formation de micelles à l'aide d'un excipient plus que douteux : le polysorbate 80. Ce dernier est nocif, probablement cancérigène, reprotoxique et pro-inflammatoire. On comprend qu'il vaut mieux se limiter aux autres curcumines.

En pratique

Choisir de la curcumine à haute biodisponibilité, comme Meriva® ou BCM95®. Des doses de 200 à 500 mg sont couramment utilisées, bien qu'il soit possible d'aller jusqu'à 1000 mg.

Pour tous les produits se référer spécifiquement au dosage en curcumine et voir à quel point la technologie utilisée augmente sa biodisponibilité (comprenez son absorption). Pour les marques et différents brevets lire la section précédente.

Cette complémentation est plutôt à prendre au long cours, mais il est possible de faire des fenêtres (arrêts).

A noter que la curcumine possède des effets hypoglycémiants [18] et antiagrégants plaquettaires [19].

Faire appel à un professionnel de santé bien qualifié en nutrition et/ou micronutrition, à son médecin ou à son pharmacien. Vérifier auprès de son médecin s'il n'y a pas de contre-indications (ex : obstruction des voies biliaires).

Par ailleurs, le curcuma en tant qu'épice peut être utilisé sur une base journalière, et ce jusqu'à hauteur d'une cuillère à café. Attention l'épice, contrairement à la curcumine sous forme de complément alimentaire, contient de l'acide oxalique. En cas d'antécédents de calculs rénaux sous forme d'oxalate éviter/limiter le curcuma en épice et préférer la curcumine isolée (complément alimentaire).

Pycnogenol®

Le pycnogenol® est un extrait d'écorce de pin des Landes (pin maritime). C'est le complément alimentaire le plus étudié au monde (100 études cliniques et 300 publications de recherche, financées par la firme qui détient le brevet : Horphag Research, Genève, Suisse). Le produit est riche en polyphénols (oligoproanthocyanidines ou OPC). Or les polyphénols ont un effet anti-inflammatoire, donc permettent de réduire les douleurs. Une étude a comparé le traitement par Pycnogenol® (60mg/jour pendant 48 semaines) versus un agoniste de la Gn-RH [20]. Voici les résultats : le traitement par Pycnogenol® a lentement mais progressivement réduit les scores de symptômes. Le traitement par agoniste de la Gn-RH a réduit les scores plus efficacement. Cependant, 24 semaines après la fin du traitement, les scores suggèrent une récurrence des signes. Aucune influence du traitement sur les cycles menstruels ou sur l'œstradiol n'a été observée dans le groupe Pycnogenol®. Il induit donc un effet anti-inflammatoire et analogique sans moduler les hormones. Il est possible que l'effet soit dû aux polyphénols, de manière non spécifique (on peut supposer que d'autres polyphénols auraient donné des résultats semblables). Néanmoins, le Pycnogenol® a l'avantage d'avoir des études cliniques à l'appui. Une autre étude a montré que le Pycnogenol®, combiné à un contraceptif, réduisait plus les douleurs que le contraceptif seul [21].

En pratique

Il est possible d'essayer le Pycnogenol® à hauteur de 60 mg par jour dans le but de réduire les douleurs.

Prendre en compte l'action hypotensive et hypoglycémiante des polyphénols. Les polyphénols peuvent aussi diminuer l'assimilation du fer médicamenteux (mais pas le fer de certains compléments alimentaires sous forme de bisglycinate, qui lui est déjà chélaté).

Se référer à un professionnel de santé bien qualifié en nutrition et/ou micronutrition, à son médecin ou à son pharmacien. Vérifier auprès de son médecin s'il n'y a pas de contre-indications.

Extrait de thé vert riche en EGCG

Le thé vert contient des polyphénols et plus particulièrement de l'épigallocatéchine gallate (EGCG). Des études sur les souris ont montré que l'EGCG permettait de réduire les lésions endométriosiques en inhibant l'angiogenèse [22, 23], un processus de croissance de nouveaux vaisseaux sanguins à partir de vaisseaux préexistants. L'angiogenèse fait partie des éléments physiopathologiques de l'endométriose. *In vitro,* l'EGCG diminue le VEGF, un facteur de croissance (de l'endothélium vasculaire) impliqué dans l'endométriose [24]. Ces études *in vitro* ou *in vivo* mais chez l'animal concluent à l'unisson que

EGCG pourrait être un agent thérapeutique prometteur dans le traitement de l'endométriose, empêchant l'établissement de nouvelles lésions endométriosiques.

Généralement les compléments alimentaires d'EGCG sont vendus pour la minceur, contre le diabète et les maladies cardiovasculaires, et surtout comme antioxydant. En ce qui concerne l'endométriose, des études sur l'humain sont bien évidemment requises. Mais doit-on attendre ? Peut-on utiliser ce produit quand même ? Ces dernières années la prudence a été de mise avec ce type de produit car une toxicité pour le foie était suspectée [25]. Mais les résultats d'une méta-analyse de 2016 (analysant 34 essais cliniques) a montré, de façon non conclusive, que ces cas de toxicité hépatique étaient rares [26]. Ces résultats sont rassurants mais il faut rester prudent.

En pratique

L'extrait de thé vert semble être une arme thérapeutique intéressante pour combattre l'endométriose en inhibant un facteur de croissance impliqué dans la maladie, le VEGF.

Il existe de nombreux produits sur le marché à base d'extrait de thé vert standardisés avec différents pourcentages d'épigallocatechingallate (EGCG). En raison de rares cas d'atteinte du foie, il est préférable de prendre des doses raisonnables et non pas des doses maximales.

En cas de maladie du foie les compléments à base d'EGCG sont à éviter.

Il est important de faire mesurer les enzymes hépatiques (prise de sang) si ce type de produit est pris au long cours.

Se référer à un professionnel de santé bien qualifié en nutrition et/ou micronutrition, à son médecin ou à son pharmacien. Vérifier auprès de son médecin s'il n'y a pas de contre-indications.

Il est également important de rappeler qu'il est possible d'obtenir de l'EGCG avec la consommation de thé vert en boisson. Et même de thé vert déthéiné…

Huile d'onagre

L'huile d'onagre est souvent utilisée par les femmes atteintes d'endométriose, bien qu'il n'y ait aucune preuve ni étude sur son efficacité. Même dans le cas du syndrome prémenstruel pour lequel l'huile d'onagre est le traitement naturel le plus connu, les preuves font défaut [27]. Certains parlent seulement d'effet placebo [28].

Néanmoins l'idée est de jouer sur une prostaglandine anti-inflammatoire, la PGE1. L'huile d'onagre contient un acide gras oméga-6 rare, le GLA ou acide gamma-linolénique. Nous avons vu au chapitre 4 que les oméga-3 sont anti-inflammatoires et que les oméga-6 sont pro-inflammatoires, mais attention, c'est seulement l'acide arachidonique qui l'est (issu des graisses animales ou par synthèse à partir d'un surplus d'oméga-6 végétaux). En fait le GLA se convertit en DGLA, puis peut donner naissance à une prostaglandine anti-inflammatoire, la PGE1 (le DGLA peut aussi se convertir en acide arachidonique sous l'action de l'insuline; se reporter au chapitre 4 sur les bases du régime anti-inflammatoire).

Attention, il faut veiller à ce que la prise d'huile d'onagre ne vienne pas déséquilibrer la balance oméga-6/oméga-3. En effet, bon nombre de femmes prennent de l'huile d'onagre et ne prennent pas d'huile de poisson. Ceci entraîne un déséquilibre; il est préférable de prendre les deux conjointement.

Un petit rappel avec ce schéma:

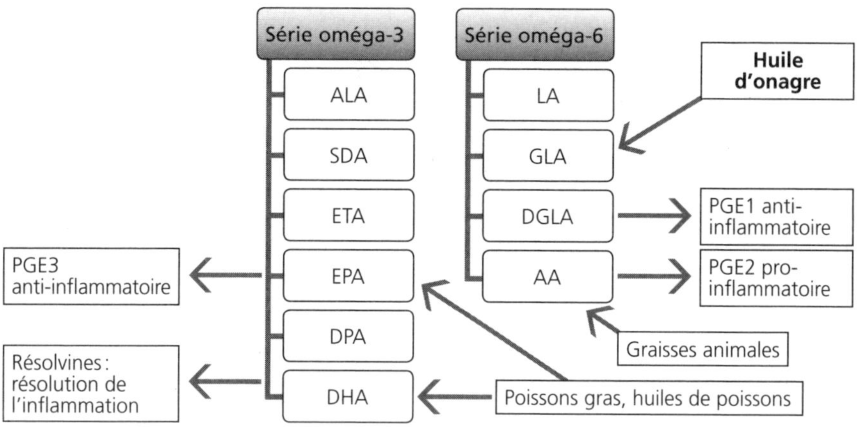

Stabilité de l'huile d'onagre:

Comme pour les huiles de poissons la stabilité de l'huile est importante. On peut aussi trouver l'huile d'onagre avec le label Quality Silver®. C'est le cas par exemple pour les produits Omégabiane onagre de Pileje® et Huile d'onagre LPEV®.

En pratique

Si de l'huile d'onagre est utilisée, prendre conjointement de l'huile de poisson, en veillant toujours aux labels de qualité. Le label Quality Silver® peut aussi se trouver sur l'huile d'onagre. Il garantit une meilleure stabilité dans le temps.

On utilise généralement 1 capsule aux 3 repas, apportant 150mg de GLA par jour (à associer aux 500 mg d'EPA/DHA).

Autres huiles apportant du GLA :

Traditionnellement, on utilise de l'huile d'onagre pour les désagréments liés au cycle. Néanmoins d'autres huiles sont aussi riches en GLA. Il s'agit des huiles de bourrache et de pépins de cassis.

Généralement l'argument qui est mis en avant par les laboratoires est que l'huile d'onagre est supérieure car son GLA est en position 2 sur le glycérol (l'acide gras qui est situé à cette position est mieux absorbé). Pourtant une étude a montré que c'était l'huile de bourrache la plus intéressante sur ce point, suivie de celle de cassis et pour finir celle d'onagre [29]. Il faut donc rester critique sur ce point : l'huile de bourrache est plus dosée en GLA, moins chère, et peut-être plus efficace…

DIM

Les légumes crucifères contiennent des glucosinolates. Nous avons déjà parlé de ces composés soufrés dans le chapitre 5 sur les œstrogènes et l'alimentation. La molécule active des crucifères existe sous forme isolée, en complément alimentaire. Il s'agit du diindolylméthane (DIM). Il permet de moduler le climat œstrogénique à la baisse en induisant une 2-hydroxylation des œstrogènes, élevant le rapport 2/16 des métabolites des œstrogènes. En sortant de ce jargon scientifique on pourrait plus simplement dire que le DIM permet de produire de « bons » œstrogènes et moins de « mauvais » œstrogènes.

Néanmoins, il n'existe pas d'étude sur son emploi avec l'endométriose.

Quelques produits sont disponibles sur le marché européen. On peut citer par exemple le DIM Supersmart® et une forme liposomale en gel buccal à priori plus facile à absorber chez Life Extension® Europe.

En pratique

La prise de DIM sous forme de complément alimentaire est à éviter s'il y a un traitement hormonal en cours.

Il pourrait être utilisé s'il y a présence d'un climat œstrogénique important non traité de façon médicamenteuse ou chirurgicale.

Pour ce produit les études sur l'endométriose font défaut. Néanmoins, son utilisation paraît cohérente.

Se référer à un professionnel de santé bien qualifié en nutrition et/ou micronutrition, à son médecin ou à son pharmacien. Vérifier auprès de son médecin s'il n'y a pas de contre-indications.

Calcium D-glucarate

Le calcium D-glucarate est une substance naturellement présente dans l'organisme. On en trouve également en très petite quantité dans certains fruits (pommes, oranges) et légumes (brocolis, choux de Bruxelles).

Cette substance joue un rôle particulièrement dans la phase II de détoxication hépatique, plus précisément dans la phase de glucuronidation. Cette phase est très importante pour l'endométriose car c'est de cette façon que sont éliminées les hormones stéroïdiennes, dont les œstrogènes. Le calcium D-glucarate est donc particulièrement important pour détoxiquer et éliminer les œstrogènes [30].

Pour aller plus loin

Métabolisme du calcium D-glucarate [30] :

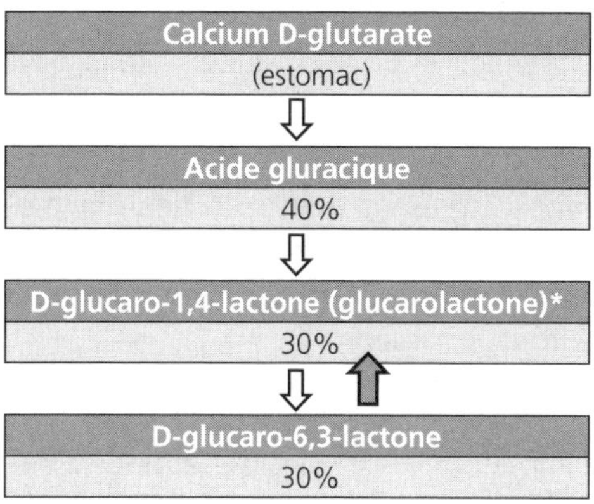

En contact de l'acide gastrique le D-glucarate de calcium forme de l'acide D-glucarique. Ce dernier est ensuite métabolisé dans le tractus gastro-intestinal en trois composés constitués d'environ 40 % d'acide D-glucarique, de 30 % de D-glucaro-1,4-lactone et de 30 % de D-glucaro-6,3-lactone.

* Le D-glucaro-1,4-lactone inhibe la bêta-glucuronidase.

Réabsorption des œstrogènes :

Dans l'intestin, la flore intestinale peut malheureusement permettre la réabsorption des œstrogènes : à cause de l'enzyme bêta-glucuronidase produite par cette dernière les œstrogènes sont déconjugués (séparation de l'œstrogène et de l'acide glucuronique), permettant ainsi une réabsorption dans le sang de ces hormones. Il se trouve que le D-glucaro-1,4-lactone (glucarolactone) est un inhibiteur de la bêta-glucuronidase. Ainsi il empêche la déconjugaison et les œstrogènes sont éliminés dans les selles [31].

Plus simplement le calcium D-glutarate permet de détoxiquer les œstrogènes par le foie et de faciliter leur excrétion dans les selles en empêchant leur réabsorption.

Il n'existe pas d'étude sur l'emploi du calcium D-glucarate avec l'endométriose, néanmoins ce complément est considéré comme non toxique.

Assez peu de produits sont disponibles en Europe. On peut citer par exemple Calcium D-Glucarate de SuperSmart® ou de Biovea®, dosés à 500mg/comprimé, ainsi qu'un équivalent titré à 200mg chez Life Extension®.

En pratique

Le calcium D-glucarate est considéré comme non toxique. Il est utile pour aider la détoxication des œstrogènes par le foie et leur élimination dans les selles (en empêchant leur réabsorption par inhibition d'une enzyme sécrétée par la flore intestinale).

Les doses employées sont généralement de l'ordre de 1500 mg par jour (3 x 500 mg).

Se référer à un professionnel de santé bien qualifié en nutrition et/ou micronutrition, à son médecin ou à son pharmacien. Vérifier auprès de son médecin s'il n'y a pas de contre-indications.

Chrysine

La chrysine est un polyphénol (flavone) présent dans une fleur, la passiflore bleue. Elle est utilisée par les bodybuilders (hommes) pour empêcher la formation d'œstrogènes en bloquant l'enzyme aromatase (conversion des androgènes en œstrogènes). C'est là tout son intérêt.

Il n'y a pas d'étude disponible sur l'utilisation de la chrysine en cas d'endométriose mais il s'agit d'un des meilleurs traitements naturels anti-aromatase [32]. Il faut néanmoins savoir qu'elle est anti-œstrogénique à faible dose mais quelle devient pro-œstrogénique à forte dose [33].

Populaire outre-Atlantique, la chrysine a certainement un intérêt dans l'endométriose, mais aucune donnée scientifique n'est disponible dans ce domaine. Il est donc difficile de donner de conseils précis à son sujet.

En pratique

Couramment employée outre-Atlantique comme traitement naturel contre l'endométriose, la chrysine possède une activité anti-aromatase, donc empêche la formation d'œstrogènes à partir des androgènes.

A utiliser à faible doses. Doses importantes à proscrire car anti-œstrogénique à faible dose et pro-œstrogénique à forte dose. Il est néanmoins impossible de définir ces doses, fautes de données *in vivo* (seulement *in vitro*). Etant donné son impact hormonal, il est préférable de se référer à médecin pratiquant la médecine fonctionnelle pour l'utilisation de ce produit.

Nutri endo 1 et 2

Il existe une théorie selon laquelle des oligo-métaux (oligoéléments et métaux lourds) auraient la possibilité de se lier aux récepteurs des œstrogènes et ainsi jouer un rôle dans la signalisation cellulaire. On parle de « métallœstrogènes » [34]. En cause le plomb, le cadmium et le nickel.

Par ailleurs certains métaux, comme le fer et le cuivre, peuvent causer un stress oxydatif et de l'inflammation. Or, ces deux processus font partie intégrante de la physiopathologie de l'endométriose.

L'étude ENDO a montré que le cadmium, le chrome et le cuivre étaient associés à l'endométriose [35].

Les métallœstrogènes pourraient donc venir se rajouter aux autres perturbateurs endocriniens (dioxines, plastifiants...), possiblement impliqués dans l'endométriose.

Le produit Nutri Endo du laboratoire Nutrilab® est une synergie globale d'oligo-métaux en séquences (2 séquences de 10 comprimés) qui optimise les critères de biocompatibilité et de biodisponibilité.

Nutri Endo 1 est composé d'acétate de zinc, de carbonate de calcium, de carbonate de magnésium, de carbonate de manganèse, de carbonate de sodium, de chlorure de calcium, de chlorure de magnésium, de gluconate de cuivre, de gluconate de fer, de gluconate de manganèse, de gluconate de potassium, de gluconate de zinc, d'iodure de sodium, de phosphate trimagnésien et de sulfate de zinc.

Nutri Endo 2 est composé de carbonate de calcium, de carbonate de magnésium, de carbonate de manganèse, de chlorure de calcium, de chlorure de sodium, de gluconate de cuivre, de gluconate de manganèse, de gluconate de potassium, de gluconate de zinc, d'iodure de sodium, de phosphate tricalcique, de phosphate trimagnésien, de sulfate de zinc et de sulfate ferreux.

On remarque la présence des oligo-métaux néfastes dans la formule mais ils sont là selon un équilibre bien précis permettant de rééquilibrer le terrain (principe de l'oligothérapie). D'autre part, la quantité de ceux-ci est infime (cuivre : 53 et 52 µg et fer 0,26 et 4,8 µg dans Nutri Endo 1 & 2 respectivement).

Voici plus d'informations données par le laboratoire Nutrilab® :

Un protocole d'assemblage breveté :

Les oligo-métaux sont combinés de manière très précise, selon un protocole propriétaire, afin de redistribuer à l'organisme l'Information Cellulaire Vitale.

Ils agissent en synergie pour permettre la correspondance avec les courants vitaux. Ce protocole d'assemblage breveté confère au complexe une excellente biocompatibilité et biodisponibilité.

Une dilution infinitésimale et une dose pondérale :

Les oligo-métaux étant micro-dosés, leur action sur l'organisme n'est pas liée à leur masse mais à l'Information Cellulaire transmise. Ce sont en quelque sorte des "déclencheurs" de réactions chimiques internes à l'organisme.

Ils induisent une transformation en vue de restaurer un équilibre. Le déficit à l'origine du déséquilibre ne trouvant plus de milieu favorable à son maintien vient alors à disparaître.

Une étude à l'appui :

En 2014, une étude observationnelle a été réalisée. Y ont participé 27 gynécologues répartis sur tout le territoire français. Les patientes étaient âgées de 25 à 52 ans et étaient suivies par les gynécologues participants. D'autres femmes en contact direct avec le Laboratoire y ont aussi pris part à l'étude.

Le classement des patientes selon les critères de sévérité de l'endométriose ont été faits sur la base du score AFS (American Society Fertility):

T0 = Absence d'Endométriose
T1 = Stade 1 : Endométriose minime
T2 = Stade 2 : Endométriose modérée
T3 = Stade 3 : Endométriose moyenne
T4 = Stade 4 : Endométriose sévère

Voici les résultats :

Pour les stades 1 : 100% des douleurs (moyennes et fortes) ont disparu après 30 jours de prise.

Pour les stades 2 : 100% de réduction des douleurs après 1 mois de prise et 100% de disparition des douleurs après 60 jours de prise.

Pour les stades 3 : 100% des douleurs (moyennes et fortes) ont disparu après 30 jours de prise.

Pour les stades 4 : Présentant une intensité des douleurs au maximum (niveau 5/5):

- Chez 76% des patientes, réduction de près de 50% des douleurs après 30 jours de prise et disparition de 100% des douleurs après 60 jours et 90 jours de prise.

Dont :

- Chez une patiente stade 4 inopérable, les douleurs ont commencé à réduire dès le 1er mois et ont disparu à 100% après 60 jours de prise. Les résultats sont maintenus et stables après 10 mois.

- Chez 24% des patientes, réduction progressive des douleurs sur 90 jours de prise ramenant l'intensité des douleurs à 2 sur 5 avec une très nette amélioration de la dyspareunie (même niveaux d'intensité de départ et après 90 jours).

Dont :

- Chez 2 patientes présentant une endométriose invalidante depuis plus de 10 ans (12 ans pour l'une et 14 ans pour l'autre), les douleurs ont été réduites à proche de zéro après 60 jours de prise.
- Chez une patiente stade 4 ayant subi 4 opérations infructueuses, les douleurs ont été réduites de 80% après 60 jours de prise.
- Chez 1 patiente présentant une endométriose invalidante depuis 8 ans, réduction de 90% des douleurs et de tous les foyers endométriosiques après 120 jours de prise.

L'étude n'étant pas contrôlée (c'est-à-dire sans groupe témoin), on ne peut pas exclure un effet placébo…

En pratique

Il n'existe pas de contre-indications ni d'effets secondaires à ce traitement. Il peut donc être essayé sans aucun problème. Reste son prix extrêmement élevé…

Vitamine D

Le dernier produit que l'on peut utiliser est un peu particulier car il possède à la fois le statut de complément alimentaire, et celui de médicament. Il s'agit de la vitamine D. En effet, les ampoules fortement dosées (doses de charge) ne sont disponibles que sous prescription médicale en France : Uvedose® 100 000 UI (attention : toluène !!!) et ZymaD 80 000 et 200 000 UI. A noter qu'en Belgique des ampoules dosées à 25 000 UI sont en vente libre : D-CURE®. Les compléments alimentaires de vitamine D (comprimés, capsules et gouttes) ont généralement des dosages allant de 200 UI à 2 000 UI.

On sait que la vitamine D est importante pour de multiples conditions de santé, et pas seulement pour l'ossature. Elle a notamment des propriétés anti-inflammatoires et modulatrices sur l'auto-immunité. De récentes études épidémiologiques ont montré que son déficit était corrélé à une augmentation toutes causes confondues de mortalité cardiovasculaire, d'incidence et de mortalité par cancers, et de maladies auto-immunes comme la sclérose en plaques [36].

Pourquoi s'en soucier en cas d'endométriose ? Tout d'abord pour ses propriétés anti-inflammatoires. En effet, cette dernière, par différents mécanismes, permet une diminution des cytokines pro-inflammatoires [37]. C'est déjà un premier bon point.

Plus spécifiquement pour l'endométriose, on a remarqué que les taux de vitamine D étaient bas chez les femmes qui en étaient atteintes. Une relation linéaire (proportionnellement inverse) a même était trouvée entre les taux abaissés de vitamine D (25(OH)D) et le diamètre d'endométriome ovarien [38]. L'étude des infirmières (Nurses' Health Study II), dont nous avions parlé dans les chapitres précédents, a permis de tirer la conclusion suivante: les femmes qui avaient le taux de vitamine D dans le sang le plus élevé (quintile supérieur) avaient, par rapport à celles dont le taux était le plus bas (quintile inférieur), un risque réduit de 24% de développer de l'endométriose[39].

Mais y-a-t-il un lien de causalité entre le taux sanguin de vitamine D et la survenue de l'endométriose ? En réalité, on ne sait pas vraiment car les études sur l'humain sont uniquement de type « cas-témoins ». On ne peut en conclure qu'à la présence d'une corrélation statistique, et pas obligatoirement d'un lien de cause à effet. Néanmoins, il existe une plausibilité biologique en ce qui concerne le rôle de la vitamine D, en tant qu'immuno-modulateur et agent anti-inflammatoire, dans la pathogenèse de l'endométriose [40]. L'idéal serait d'avoir à disposition des études d'intervention avec supplémentation de vitamine D *versus* placébo. Elles font encore défaut, mais optimiser son statut en vitamine D semble une évidence. Comme toujours, pourquoi attendre alors que cela peut être utile et même améliorer la santé ?

En pratique

La vitamine D est probablement protectrice contre l'endométriose (effets anti-inflammatoire et immuno-modulateur). Bien que le lien de causalité entre taux sanguin de vitamine D et endométriose ne soit pas directement prouvé, il est très important que le statut sanguin soit correct, tant pour limiter l'inflammation que pour d'autres raisons de santé.

En conséquence, faire pratiquer un dosage sanguin de la vitamine D paraît plus que cohérent, même si cet examen n'est plus remboursé en France.

Si le taux est trop bas le médecin pourra le corriger avec des ampoules à doses de charge (éviter les marques contenant du toluène !).

Si la vitamine D est prise sous forme de complément alimentaire (gouttes ou capsules), aller jusqu'à 2000 UI/jour est tout à fait sûr. Au-delà, il est préférable de faire une prise de sang pour évaluer son statut.

D'autres compléments très prometteurs

La N-acétyl-cystéine

L'endométriome ovarien (kystes) est fréquent dans l'endométriose, le plus souvent associé à d'autres lésions endométriosiques du pelvis. Au-delà de la chirurgie il existe un traitement simple et non invasif…

Une substance non toxique, sans danger, permet de réduire considérablement ces kystes: il s'agit de la N-acétyl-cystéine (NAC). Vous la connaissez probablement car c'est une molécule utilisée dans certains fluidifiants des sécrétions bronchiques (les fameux sachets de poudre au goût d'orange que l'on prend contre la toux grasse). La NAC ayant préalablement donné de bons résultats dans des modèles animaux d'endométriose, une étude a finalement été réalisée en Italie sur 145 femmes atteintes de la maladie: 73 ont pris la NAC (600mg 3 fois par jour) et 72 n'ont pas été traitées [41]. Au bout de 3 mois, chez les patientes traitées par NAC, on a pu remarquer que le diamètre moyen des kystes était légèrement réduit (-1,5 mm) alors qu'une augmentation significative (+6,6 mm) a été observée chez les patientes non traitées. Encore plus impressionnant: Vingt-quatre patientes traitées par NAC - contre 1 chez les témoins - ont annulé la laparoscopie programmée à cause d'une diminution des kystes, ou à leur disparition et/ou à une réduction de la douleur (21 cas) ou pour cause de grossesse (1 cas)!

Voici la conclusion des auteurs de l'étude (traduite en français): « *Nous pouvons conclure que la NAC représente réellement un traitement efficace et simple pour l'endométriose, sans effets secondaires, et une approche appropriée pour les femmes désirant une grossesse.* »

La NAC permet la synthèse du glutathion, un agent très important dans l'organisme, à la fois pour la détoxification, mais aussi pour la gestion du stress oxydant (piégeur de radicaux libres).

Probiotiques

Il est possible que le microbiote (le nom scientifique et moderne que l'on donne à la flore intestinale) soit impliqué dans la pathogenèse et la progression de l'endométriose [42].

La flore intime pourrait aussi jouer un rôle dans la fertilité.

Pour aller plus loin

Le microbiote intestinal un rôle important dans la régulation de l'inflammation. De plus il affecterait le métabolisme des œstrogènes et l'homéostasie des cellules souches [42].
Il semblerait que la LPS (endotoxine produite par des bactéries Gram négatif de l'intestin) serait impliquée, conjointement avec l'œstradiol, dans l'inflammation pelvienne et le développement de l'endométriose [43].

On peut imaginer que la prise de probiotiques (bactéries « amies » en gélules) pourrait constituer un traitement intéressant en cas d'endométriose. Il n'y a pas encore d'études disponibles chez l'humain mais cela a déjà été réalisé chez le rat [44]. D'après cette étude il a été suggéré que *L. gasseri* OLL2809 supprime le développement de l'endométriose via l'activation des cellules NK (Natural Killer), de la même manière que le fait l'interleukine-12.

La prise de probiotiques par voie orale peut aussi, de façon indirecte mais certaine, modifier la flore vaginale. Il est admis qu'il y a un problème de résistance à la progestérone dans l'endométriose, or ce phénomène conduit également à une altération du microbiome vaginale [45].

La souche *Lactobacillus crispatus* est très présente dans la flore vaginale équilibrée. Les essais cliniques qui étudient le microbiome vaginal dans les techniques de procréation assistée soutiennent l'hypothèse que la colonisation de l'extrémité du cathéter de transfert avec *Lactobacillus crispatus* au moment du transfert embryonnaire peut augmenter les taux d'implantation et de naissance vivante tout en diminuant le taux d'infection [45]. En termes plus simples la flore intime, et plus particulièrement *L. crispatus*, pourrait jouer un rôle dans l'implantation de l'œuf. Bien sûr ceci a été mis en évidence avec des études sur la procréation médicalement assistée, et pas spécifiquement en cas d'endométriose. Néanmoins, nous savons que la résistance à la progestérone est un élément de la physiopathologie de l'endométriose et que celle-ci peut modifier la flore vaginale. L'infertilité (probablement induite par le stress oxydant et l'inflammation) est présente chez bon nombre de femmes atteintes d'endométriose, alors un traitement par probiotiques spécifiques pourrait être envisagé. Et si leur effet n'est que purement hypothétique sur l'endométriose et l'infertilité, ils peuvent tout de même améliorer l'écosystème intestinal (le syndrome de l'intestin irritable est courant chez les femmes atteintes d'endométriose).

En pratique

Il n'existe pas d'études sur l'emploi des probiotiques en cas d'endométriose. Néanmoins les éléments scientifiques dont on dispose nous permettent de penser qu'une supplémentation en souches spécifiques (employées généralement pour des problèmes féminins), comme lactobacillus gasseri et Lactobacillus crispatus, pourrait être intéressante en cas d'endométriose et/ou d'infertilité. Dans tous les cas ces probiotiques peuvent être utiles pour l'intestin et rééquilibrer la fore intime.

Les marques disponibles pour *L. gasseri* sont Nutrixeal, SuperSmart®, Cell'innov®, Nutergia® (Ergyphilus intima) et COPMED®. Pour *L. crispatus*: Natura*Medicatrix*®.

tobacillus crispatus, pourrait être intéressante en cas d'endométriose et/ou d'infertilité. Dans tous les cas ces probiotiques peuvent être utiles pour l'intestin et rééquilibrer la fore intime.

Les marques disponibles pour *L. gasseri* sont Nutrixeal, SuperSmart®, Cell'innov®, Nutergia® (Ergyphilus intima) et COPMED®. Pour *L. crispatus*: Natura*Medicatrix*®.

Des formulations de compléments alimentaires « anti-endométriose » ?

Il n'existe actuellement pas sur le marché européen de formulation de micronutriments pour soulager des symptômes de l'endométriose (hormis le produit à base d'oligoéléments Nutri Endo).

Néanmoins des scientifiques de la *Fondazione Italiana Endometriosi* de Rome ont testé une association de quercétine, curcumine, grande camomille, nicotinamide (vitamine B3), 5-methyltetrahydrofolate (vitamine B9 active) et d'omega-3 et 6 (cohorte de patientes traitées sur 3 mois). Les résultats de l'étude publiée en décembre 2017 montrent une réduction significative des taux sériques de la prostaglandine hautement inflammatoire PGE2 et de l'antigène tumoral 125 (marqueur CA-125) [46].

On peut imaginer que ces recherches donneront naissance à des produits sur le marché italien, voire européen…

Endoway®

N'ayant pas de complément alimentaire spécifique endométriose sur le marché j'ai décidé de solliciter le laboratoire Natura*Medicatrix*® afin de mettre au point une formule composée de plusieurs principes actifs intéressants.

Comme je l'ai dit au début de ce livre aucun laboratoire ne m'a rémunéré pour faire mention de leurs produits dans cet ouvrage. C'est donc pour des raisons d'éthique et de déontologie que j'ai renoncé à toute forme de rémunération pour le travail réalisé sur la formation de ce produit (ni royalties par ailleurs).

Ce produit est Endoway® («endo »-« away »). C'est un produit de micro-nutrition associant différents principes actifs régulant certains aspects de l'endométriose. Les voici :

- **Zinc** : comme l'a confirmé une étude, le zinc est un oligoélément qui est abaissé chez les femmes atteintes d'endométriose. Il pourrait être un élément de la physiopathologie [47]. Dans tous les cas il joue des rôles essentiels dans l'immunité et la gestion de l'inflammation.

- **Vitamine E** : la supplémentation en vitamine E pourrait réduire les douleurs pelviennes [48]. Une étude a montré qu'elle pourrait diminuer les dysménorrhées (règles douloureuses) [49].
- **Vitamine B6** : bien que les preuves manquent on pense qu'elle peut aider à rehausser la progestérone. Dans tous les cas elle est utile pour la phase II de détoxication hépatique des œstrogènes, via les méthyltransférases [50].
- **Curcumine** : ce polyphénol aurait différents mécanismes intéressant dans l'endométriose, comme un effet anti-inflammatoire, mais aussi des actions antioxydantes et antiprolifératives [51]. Plus spécifiquement sur l'endométriose, elle pourrait avoir des actions spécifiques sur les MMP (métalloprotéinases matricielles) et le VEGF (facteur de croissance) [52]. Elle a même était testée avec succès en associations à d'autres nutraceutiques [46].
- **Extrait de brocoli source de glucoraphanine**, précurseur du sulforaphane. Ce dernier aurait la propriété de réduire la prostaglandine E2 hautement inflammatoire en inhibant la prostaglandine E synthase 1 microsomale [53]. En termes plus simples le sulforaphane réduirait l'inflammation. L'extrait de brocoli contient aussi de l'I3C, une molécule qui permet d'augmenter les taux de 2-hydroxyestrone non œstrogénique et de diminuer le taux de 16-alpha-hydroxyestrone hautement œstrogénique [54]. En d'autres termes rendre les œstrogènes présents moins forts.
- **Vitamine D**. Des taux abaissés de vitamine D ont été retrouvés chez les femmes atteintes d'endométriose [39]. Bien que ne sachant pas si cela peut être en cause dans la genèse de la maladie, elle peut dans tous les cas exercer une action anti-inflammatoire [37].

Endoway® de Natura*Medicatrix*® a donc une triple vocation : combattre l'inflammation, réduire le stress oxydant et favoriser la détoxication hépatique, particulièrement celle des œstrogènes.

Conclusion

Nous avons vu que plusieurs compléments alimentaires pourraient être utiles en cas d'endométriose. Certains peuvent diminuer l'inflammation de façon non spécifique, alors que d'autres auraient probablement de vrais effets anti-endométriose (anti-estrogènes, inhibiteurs du VEGF, des MMP...). Il est important de comprendre que même s'ils portent le nom de « compléments alimentaires » l'alimentation seule ne permet pas d'avoir de tels effets thérapeutiques. Les nutraceutiques complètent donc une alimentation déjà optimisée, et ne la remplacent pas !

Références

1. Darling AM, Chavarro JE, Malspeis S, Harris HR, Missmer SA. A prospective cohort study of Vitamins B, C, E, and multivitamin intake and endometriosis. J. Endometr. 2013 Jan. 1; 5(1): 17-26.
2. Food Safety Authority of Ireland. Dioxins, Furans and PCBs in Farmed and Wild Salmon, Farmed Trout and Fish Oil Capsules. Investigation March 2002.
3. Garcia-Hernandez *et al*. Effect of omega-3 dietary supplements with different oxidation levels in the lipidic profile of women : a randomized controlled trial. Int. J. Food Sci. Nutr. 2013 Dec. ; 64(8): 993-1000.
4. Saldeen TK, Jokela R, Wallin R. Importance of *in vitro* stability for *in vivo* effects of fish oils. In: Natural antioxidants and anticarcinogens in nutrition, health and disease. The Royal Society of Chemistry, Cambridge, OK. Special Publication 1999; 240: 326–30.
5. Netsu S, Konno R, Odagiri K, Soma M, Fujiwara H, Suzuki M. Oral eicosapentaenoic acid supplementation as possible therapy for endometriosis. Fertil. Steril. 2008 Oct. ; 90(4 Suppl): 496-502.
6. Lebovic DI, Kavoussi SK, Lee J, Banu SK, Arosh JA. PPARγ activation inhibits growth and survival of human endometriotic cells by suppressing estrogen biosynthesis and PGE2 signaling. Endocrinology 2013 Dec. ; 154(12): 4803-13.
7. Gani OA. Are fish oil omega-3 long-chain fatty acids and their derivatives peroxisome proliferator-activated receptor agonists? Cardiovasc. Diabetol. 2008 Mar. 20; 7:6.
8. Jurenka JS. Anti-inflammatory properties of curcumin, a major constituent of Curcuma longa: a review of preclinical and clinical research. Altern. Med. Rev. 2009 Jun. ; 14(2): 141-53.
9. Zhang Y, Cao H, Yu Z, Peng HY, Zhang CJ. Curcumin inhibits endometriosis endometrial cells by reducing estradiol production. Iran J. Reprod. Med. 2013 May; 11(5): 415-22.
10. Jana S, Rudra DS, Paul S, Snehasikta S. Curcumin delays endometriosis development by inhibiting MMP-2 activity. Indian J. Biochem. Biophys. 2012 Oct. ; 49(5): 342-8.
11. Jana S, Paul S, Swarnakar S. Curcumin as anti-endometriotic agent: implication of MMP-3 and intrinsic apoptotic pathway. Biochem. Pharmacol. 2012 Mar. 15; 83(6): 797-804.
12. Swarnakar S, Paul S. Curcumin arrests endometriosis by downregulation of matrix metalloproteinase-9 activity. Indian J. Biochem. Biophys. 2009 Feb. ; 46(1): 59-65.
13. Kim KH, Lee EN, Park JK, Lee JR, Kim JH, Choi HJ, Kim BS, Lee HW, Lee KS, Yoon S. Curcumin attenuates TNF-α-induced expression of intercellular adhesion molecule-1, vascular cell adhesion molecule-1 and proinflammatory cytokines in human endometriotic stromal cells. Phytother. Res. 2012 Jul. ; 26(7): 1037-47.
14. D'Cruz SC, Vaithinathan S, Saradha B, Mathur PP. Piperine activates testicular apoptosis in adult rats. J. Biochem. Mol. Toxicol. 2008 Nov.-Dec. ; 22(6): 382-8.
15. Singh J, Dubey RK, Atal CK. Piperine-mediated inhibition of glucuronidation activity in isolated epithelial cells of the guinea-pig small intestine: evidence that piperine lowers the endogeneous UDP-glucuronic acid content. J. Pharmacol. Exp. Ther. 1986 Feb. ; 236(2): 488-93.
16. Antony B, Merina B, Iyer VS, Judy N, Lennertz K, Joyal S. A Pilot Cross-Over Study to Evaluate Human Oral Bioavailability of BCM-95CG (Biocurcumax), A Novel Bioenhanced Preparation of Curcumin. Indian J. Pharm. Sci. 2008 Jul.-Aug. ; 70(4): 445-9.
17. Schiborr C, Kocher A, Behnam D, Jandasek J, Toelstede S, Jan Frank J. The oral bioavailability of curcumin from micronized powder and liquid micelles is significantly increased in healthy humans and differs between sexes. Mol. Nutr. Food Res. 2014 Mar. ; 58(3): 516-27.
18. Zhang DW, Fu M, Gao SH, Liu JL. Curcumin and Diabetes: A Systematic Review. Evid. Based Complement Alternat. Med. 2013; 2013: 636053.
19. Shah BH, Nawaz Z, Pertani SA, Roomi A, Mahmood H, Saeed SA, Gilani AH. Inhibitory effect of curcumin, a food spice from turmeric, on platelet-activating factor- and arachidonic

acid-mediated platelet aggregation through inhibition of thromboxane formation and Ca2+ signaling. Biochem. Pharmacol. 1999 Oct. 1 ; 58(7): 1167-72.

20. Kohama T, Herai K, Inoue M. Effect of French maritime pine bark extract on endometriosis as compared with leuprorelin acetate. J. Reprod. Med. 2007 Aug. ; 52(8): 703-8.
21. Maia H, Haddad C, Casoy J. Combining oral contraceptives with a natural nuclear factor-kappa B inhibitor for the treatment of endometriosis-related pain. Int. J. Womens Health 2014 ; 6: 35–39.
22. Xu H, Lui WT, Chu CY, Ng PS, Wang CC, Rogers MS. Anti-angiogenic effects of green tea catechin on an experimental endometriosis mouse model. Hum. Reprod. 2009 Mar. ; 24(3): 608-18.
23. Wang CC, Xu H, Man GC, Zhang T, Chu KO, Chu CY, Cheng JT, Li G, He YX, Qin L, Lau TS, Kwong J, Chan TH. Prodrug of green tea epigallocatechin-3-gallate (Pro-EGCG) as a potent anti-angiogenesis agent for endometriosis in mice. Angiogenesis 2013 Jan. ; 16(1):59-69.
24. Laschke MW, Schwender C, Scheuer C, Vollmar B, Menger MD. Epigallocatechin-3-gallate inhibits estrogen-induced activation of endometrial cells *in vitro* and causes regression of endometriotic lesions *in vivo*. Hum. Reprod. 2008 Oct. ; 23(10): 2308-18.
25. Patel SS, Beer S, Kearney DL, Phillips G, Carter BA. Green tea extract: A potential cause of acute liver failure. World J. Gastroenterol. 2013 Aug. 21; 19(31) : 5174–5177.
26. Isomura T, Suzuki S, Origasa H, Hosono A, Suzuki M, Sawada T, Terao S, Muto Y, Koga T. Liver-related safety assessment of green tea extracts in humans: a systematic review of randomized controlled trials. Eur. J. Clin. Nutr. 2016 Nov. ; 70(11): 1221-1229.
27. Budeiri D, Li Wan Po A, Dornan JC. Is evening primrose oil of value in the treatment of premenstrual syndrome? Control Clin. Trials 1996 Feb. ; 17(1): 60-8.
28. Khoo SK1, Munro C, Battistutta D. Evening primrose oil and treatment of premenstrual syndrome. Med. J. Aust. 1990 Aug. 20 ; 153(4): 189-92.
29. Muderhwa JM, Dhuique-Mayer C, Pina M, Galzy P, Grignac P, Graille J. Répartition interne/externe des acides gras des triglycérides de quelques huiles gamma linoléniques. Oléagineux 1987 ; 42 (5): 207-211.
30. Monograph. Calcium-D-glucarate. Altern. Med. Rev. 2002 Aug. ; 7(4): 336-9.
31. Macfadyen A, Ho KJ. D-glucaro-1,4-lactone: its excretion in the bile and urine and effect on the biliary secretion of bęta-glucuronidase after oral administration in rats. Hepatology 1989 Apr. ; 9(4): 552-6.
32. Edmunds KM, Holloway AC, Crankshaw DJ, Agarwal SK, Foster WG. The effects of dietary phytoestrogens on aromatase activity in human endometrial stromal cells. Reprod. Nutr. Dev. 2005 Nov.-Dec. ; 45(6): 709-20.
33. Almstrup K, Fernández MF, Petersen JH, Olea N, Skakkebaek NE, Leffers H. Dual effects of phytoestrogens result in u-shaped dose-response curves. Environ. Health Perspect. 2002 Aug. ; 110(8) : 743–748.
34. Darbre PD. Metalloestrogens: an emerging class of inorganic xenoestrogens with potential to add to the oestrogenic burden of the human breast. J. Appl. Toxicol. 2006 May-Jun. ; 26(3): 191-7.
35. Pollack AZ, Buck Louis GM, Chen Z, Peterson CM, Sundaram R, Croughan MS, Sun L, Hediger ML,.Stanford JB, Varner MW, Palmer CD, Steuerwald AJ, Parsons PJ. Trace elements and endometriosis: The ENDO Study. Annals Reproductive Toxicology 42 (2013) 41-48.
36. Kulie T, Groff A, Redmer J, Hounshell J, Schrager S. Vitamin D: an evidence-based review. J. Am. Board Fam. Med. 2009 Nov.-Dec. ; 22(6): 698-706.
37. Yin K, Agrawal DK. Vitamin D and inflammatory diseases. J. Inflamm. Res. 2014 ; 7: 69–87.
38. Ciavattini A, Serri M, Delli Carpini G, Morini S, Clemente N. Ovarian endometriosis and vitamin D serum levels. Gynecol. Endocrinol. 2016 Nov. 4:1-4.

39. Harris HR, Chavarro JE, Malspeis S, Willett WC, Missmer SA. Dairy-Food, Calcium, Magnesium, and Vitamin D Intake and Endometriosis: A Prospective Cohort Study. Am. J. Epidemiol. 2013 Mar. 1; 177(5): 420–430.

40. Sayegh L, Fuleihan Gel-H, Nassar AH. Vitamin D in endometriosis: a causative or confounding factor? Metabolism 2014 Jan; 63(1): 32-41.

41. Porpora MG, Brunelli R, Costa G, Imperiale L, Krasnowska EK, Lundeberg T, Nofroni I, Piccioni MG, Pittaluga E, Ticino A, Parasassi T. A Promise in the Treatment of Endometriosis: An Observational Cohort Study on Ovarian Endometrioma Reduction by N-Acetylcysteine. Evid Based Complement Alternat Med. 2013; 2013: 240702.

42. Laschke MW, Menger MD. The gut microbiota: a puppet master in the pathogenesis of endometriosis? Am J Obstet Gynecol. 2016 Jul;215(1):68.

43. Khan KN, Kitajima M, Inoue T, Fujishita A, Nakashima M, Masuzaki H. 17β-estradiol and lipopolysaccharide additively promote pelvic inflammation and growth of endometriosis. Reprod Sci. 2015 May;22(5):585-94.

44. Itoh H, Sashihara T, Hosono A, Kaminogawa S, Uchida M. Lactobacillus gasseri OLL2809 inhibits development of ectopic endometrial cell in peritoneal cavity via activation of NK cells in a murine endometriosis model. Cytotechnology. 2011 Mar;63(2):205-10.

45. Sirota I, Zarek SM, Segars JH. Potential Influence of the Microbiome on Infertility and Assisted Reproductive Technology. Semin Reprod Med. 2014 Jan; 32(1): 35–42.

46. Signorile PG, Viceconte R, Baldi A. Novel Dietary Supplement Association Reduces Symptoms of Endometriosis Patients. J Cell Physiol. 2017 Dec 15.

47. Messalli EM, Schettino MT, Mainini G, Ercolano S, Fuschillo G, Falcone F, Esposito E, Di Donna MC, De Franciscis P, Torella M. The possible role of zinc in the etiopathogenesis of endometriosis. Clin Exp Obstet Gynecol. 2014;41(5):541-6.

48. Santanam N, Kavtaradze N, Murphy A, Dominguez C, Parthasarathy S. Antioxidant Supplementation Reduces Endometriosis Related Pelvic Pain in Humans. Transl Res. 2013 Mar; 161(3): 189–195.

49. Ziaei S, Faghihzadeh S, Sohrabvand F, Lamyian M, Emamgholy T. A randomised placebo-controlled trial to determine the effect of vitamin E in treatment of primary dysmenorrhoea. BJOG. 2001 Nov;108(11):1181-3.

50. Hodges RE, Minich DM. Modulation of Metabolic Detoxification Pathways Using Foods and Food-Derived Components: A Scientific Review with Clinical Application. J Nutr Metab. 2015; 2015: 760689.

51. Arablou T, Kolahdouz-Mohammadi R. Curcumin and endometriosis: Review on potential roles and molecular mechanisms. Biomed Pharmacother. 2018 Jan;97:91-97.

52. Kong S, Zhang YH, Liu CF, Tsui I, Guo Y, Ai BB, Han FJ. The Complementary and Alternative Medicine for Endometriosis: A Review of Utilization and Mechanism. Evid Based Complement Alternat Med. 2014; 2014: 146383.

53. Zhou J, Joplin DG, Cross JV, Templeton DJ. Sulforaphane inhibits prostaglandin E2 synthesis by suppressing microsomal prostaglandin E synthase 1. PLoS One. 2012;7(11):e49744.

54. Michnovicz JJ, Adlercreutz H, Bradlow HL. Changes in levels of urinary estrogen metabolites after oral indole-3-carbinol treatment in humans. J Natl Cancer Inst. 1997 May 21;89(10):718-23.

○●●

Chapitre 9

QUESTIONS/RÉPONSES

Remerciements

Les questions ci-dessous sont toutes réelles et m'ont été posées lors de consultations. Merci à vous Mesdames qui, par ces interrogations, avez participé à cet ouvrage !

Questions/réponses

Les réponses données aux questions ont été faites au cas par cas. Il convient donc de consulter son médecin en cas de problèmes similaires.

Oméga-3 :

- *Si les oméga-3 végétaux sont moins efficaces que ceux des poissons, alors pourquoi s'en préoccuper ?*

Certes, ils sont moins efficaces contre l'inflammation en raison de leur faible taux de conversion en la forme active (EPA). Néanmoins, il est nécessaire d'en consommer afin de jouer sur la compétition entre les séries oméga-6 et oméga-3. Si on n'y prête pas attention, c'est-à-dire que l'on ne consomme aucun oméga-3 végétal, les enzymes vont être plus utilisées du côté oméga-6 (effet de compétition) et faciliteront ainsi la formation d'acide arachidonique, un acide gras hautement inflammatoire.

- *Je prends déjà de l'huile d'onagre. Rajouter de l'huile de poisson fera trop pour moi, d'un point de vue financier. Peut-on les alterner ? Une semaine l'une une semaine l'autre ? Ou un mois sur deux ?*

Il est possible de les alterner mais pas de cette façon. On peut plutôt garder un protocole proche de celui qui est utilisé pour le syndrome prémenstruel :

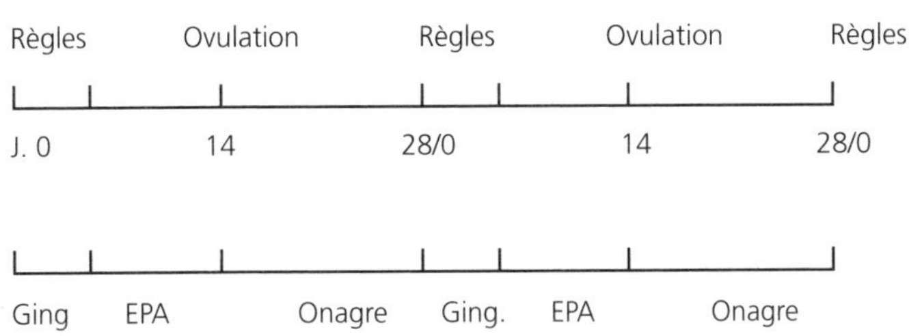

Protocole :

- Pendant les règles : 1 gélule de gingembre matin et soir.
- Pendant la phase folliculaire, c'est-à-dire de la fin des règles jusqu'à l'ovulation (compter 14 jours à partir des règles) : Oménutrics Bionutrics® 1 capsule ou 4 perles au repas du soir.
- Pendant la phase lutéale, c'est-à-dire de l'ovulation jusqu'aux prochaines règles : Omegabiane onagre Pileje® 1 capsule aux 3 repas.

Notez cependant que l'effet des oméga-3 devrait plus se faire ressentir que celui des oméga-6 GLA. S'il ne fallait garder qu'un complément pour des raisons financières, il vaudrait mieux opter pour les oméga-3 EPA ou EPA/DHA, qui ont fait leur preuve contre l'inflammation, et dont on sait qu'ils sont protecteurs contre l'endométriose.

Autres acides gras

- *Vous parlez d'acide arachidonique dans l'inflammation…. Est-ce qu'il y en a dans les cacahuètes ?*

Non, l'acide arachidonique n'est pas présent dans les végétaux (sauf rares exceptions, en quantités infimes). Son nom vient du fait que la structure de cet acide gras est proche de l'acide arachidique, gras saturé présent dans la cacahuète (arachide). L'acide arachidonique, quant à lui est un oméga-6 à longue chaîne produit dans l'organisme des animaux à partir de l'acide linoléique. Donc, la seule source alimentaire d'acide arachidonique est le gras animal. Ensuite l'organisme peut en produire aussi à partir des oméga-6 présent dans les plantes (d'où les conseils d'éviter les sources majeures comme l'huile de tournesol et de pépins de raisin par exemple).

Végétarisme/végétalisme :

- *Suite au diagnostic d'endométriose, je suis devenue végane (100 % végétalienne). Je ne consomme donc plus de poisson. Est-ce un problème pour les fameux oméga-3 ?*

Oui, c'est en effet un problème car vous ne bénéficiez pas de l'effet protecteur des oméga-3 à longue chaîne (EPA & DHA). Il y a cependant une solution : il existe des capsules d'huile d'algue, riches en DHA ou EPA/DHA, qui est finalement végétale (c'est une exception). Je vous encourage à prendre ce type de complément. Ex : DHA Green de Nutrixéal® ou DHA 200 de Bionutrics®/Metagenics® ou Oméga-3 de Testa®.

Régime paléo :

- *J'ai entendu parler du régime Paléo. Est-il bon en cas d'endométriose ?*

En fait oui et non (mais plutôt non). Il est peut-être bénéfique dans le sens où il écarte tous les produits laitiers et les céréales (donc le gluten). Par contre les adeptes du régime Paléo encensent les graisses animales… Or on cherche justement à éviter les graisses animales car elles contiennent de l'acide palmitique (statistiquement corrélé à l'endométriose) et de l'acide arachidonique (précurseur de la prostaglandine E2, très inflammatoire). Par ailleurs, les graisses animales fixent facilement les polluants toxiques tels que la dioxine ! Manger paléo reste possible mais il faut écarter les graisses animales (excepté celles des poissons gras) et se concentrer sur l'huile d'olive. On peut par ailleurs consommer un peu d'huile de coco car elle contient plus d'acides gras saturés à chaîne moyenne et peu d'acide palmitique. Il est également important d'éviter la viande rouge. D'une manière générale le régime paléo possède l'avantage de favoriser les aliments naturels et de rejeter tout ce qui est raffiné et/ou transformé, ce qui est positif. Un régime plus végétal, avec des légumes secs et moins de viande, est probablement plus profitable.

Régime Seignalet :

- *Finalement c'est le régime Seignalet que vous préconisez ?*

Pas tout à fait, mais de nombreux éléments sont communs. Le docteur Seignalet, chirurgien, chercheur en immunologie et auteur du célèbre livre « L'alimentation ou la troisième médecine », n'avait pas testé son régime sur des femmes atteintes d'endométriose. De nombreuses femmes atteintes de la maladie ont essayé ce régime avec parfois de bons résultats, surtout sur le plan des douleurs. En effet, le fait qu'il soit à base de produits naturels, bio, non raffinés, qu'il y ait exclusion du gluten et que les cuissons soient douces, sont autant d'éléments bénéfiques pour l'endométriose. Il y a cependant certains points sur lesquels insistait beaucoup le Dr Seignalet qui ne sont peut-être pas nécessaires pour l'endométriose, comme par exemple le crudivorisme. Des cuissons douces sont suffisantes. Pour finir, dans son régime, il y de la viande rouge et des charcuteries (crues) qui ne sont probablement pas souhaitables pour l'endométriose. Bref, le régime Seignalet est une bonne base à laquelle il faut rajouter des éléments spécifiques à l'alimentation anti-endométriose (impactant également l'équilibre endocrinien).

Ecarts au « régime » :

- *Si je suis un régime sans gluten et que cela m'apporte un mieux-être et moins de douleurs, que va-t-il se passer si je fais des écarts ?*

Si l'on est simplement hypersensible au gluten et que l'on est pas atteint de la maladie cœliaque, on peut à l'occasion (pas trop souvent) faire des écarts alimentaires dans des circonstances comme les repas de fêtes, entre amis, etc. Il se peut que des douleurs soient réactivées, mais elles disparaîtront au bout de quelques jours après reprise du régime strict. On peut pour « limiter la casse » prendre des enzymes protéolytiques à action sur le gluten et la caséine, comme Ultrazym DPP4 de Nutrixéal®. Il existe aussi un nouveau produit qui semble très intéressant : Glutalytic® chez SuperSmart® (qui contient endopeptidase et exopeptidase, et pas seulement la DPP4 ou dipeptidyl peptidase-4). Néanmoins, cela ne permet pas une hydrolyse totale de ces super antigènes et donc n'annule pas totalement leurs effets. A noter qu'une personne cœliaque ne peut en aucun cas utiliser cette stratégie.

- *Combien de temps doit durer le régime sans gluten si je décide d'essayer ?*

Il faut le suivre de façon stricte au moins 5 ou 6 semaines. Ensuite on peut en réintroduire afin de voir s'il y a réaction. Si des troubles digestifs, voire des troubles extra-digestifs (ex : diverses douleurs), réapparaissent alors il faut de nouveau l'éviter. Une étude a montré que l'on reste généralement sensible, même à long terme [8]. Généralement les personnes qui sont très soulagées par le régime sans gluten ne sont pas trop tentées par la réintroduction de celui-ci !

- *Certains disent que l'on ne peut pas consommer de l'avoine lors d'un régime sans gluten alors que d'autres affirment que c'est possible à condition que l'avoine soit garantie non-contaminée par du blé ou autre céréale à gluten. Comment savoir si je peux consommer de l'avoine ?*

Le mieux est de réaliser un test d'hypersensibilité alimentaire, c'est-à-dire une prise de sang pour mesurer les taux d'anticorps IgG (test Imupro).

Produits laitiers, protéines ou lactose ?

- *Je consomme du Comté (fromage à pâte dure), il n'y a pas de lactose, c'est bien ça ? Cela ne pose donc pas de problème ?*

Certes ce fromage ne contient pas de lactose (seulement des traces). Mais cela n'a rien à voir avec l'endométriose. Le lactose n'est pas en cause ni même associé à cette pathologie. Les éléments possiblement néfastes des produits laitiers sont : les POPs, les acides gras *trans* (AG *trans* issus des ruminants ou AG *trans* industriels seulement ?), l'acide palmitique, l'acide arachidonique, la caséine très antigénique et pour finir les hormones (bien qu'apportant beaucoup plus de progestérone que d'œstrogènes). Ces éléments sont présents dans les fromages, qu'il y ait du lactose ou non. Manger sans lactose n'a d'intérêt que si l'on est intolérant au lactose. Dans l'endométriose ce que l'on reproche aux produits laitiers, ce sont tous les autres éléments !

Phytothérapie :

- *Je prends des plantes (mélisse, achillée millefeuille) en teinture mère. J'ai vu que les produits contiennent de l'alcool. Est-ce un problème ?*

L'alcool augmente les taux d'œstrogènes circulants. Il est donc préférable d'avoir recours à des gélules, comme par exemple Achillée millefeuille Thierry Duhec® ou Superdiet®, Mélisse HTVE de LPEV®, phytostandard de mélisse Pileje ou Mélisse avec extrait breveté Cryacos® de Nutrixéal®. Sinon, si vous conservez les formes liquides, optez plutôt pour des extraits glycérinés, sans alcool : Quantis mélisse de LPEV® et Phytostandard liquide de mélisse Pileje®. Il sera peut-être difficile de trouver de l'achillée millefeuille en extrait glycériné…

Intestins :

- *Est-ce que la tomate est un aliment déconseillé en cas d'endométriose, car j'ai remarqué qu'elle aggrave mes douleurs au ventre ?*

A ce jour, il n'y a pas d'étude qui montre un lien défavorable entre la tomate et l'endométriose (seulement une sur le bêta-carotène mais le caroténoïde principal de la tomate est le lycopène). Cependant la tomate, comme les autres solanacées (piment, poivron, paprika, aubergine et pomme de terre), est généralement mal tolérée dans les maladies inflammatoires chroniques des intestins (maladie de Crohn et recto-colite hémorragique). Si votre intestin est particulièrement inflammatoire, à cause d'une atteinte endométriale, alors peut-être que la tomate (et les autres solanacées) est à éviter/limiter. Ecoutez votre corps et faites selon vos symptômes.

- *J'ai lu qu'en cas d'endométriose, il ne faut pas manger de levure. Est-ce vrai ?*

On retrouve ce conseil dans la plupart des régimes anti-candida (contre les mycoses) de la plupart des naturopathes. Ce conseil n'aurait déjà de sens que si vous souffriez de candidose digestive. Mais la réalité est tout autre : il ne faut pas confondre les levures pathogènes (ex : *Candida albicans*) et les levures non pathogènes. Donc, même en cas de candidose digestive avérée (diagnostiquée sur coproculture ou bien avec les métabolites organiques urinaires - MOU), ce conseil n'est scientifiquement pas valide. Il existe néanmoins un cas pour lequel il faut supprimer toutes les levures : dans certaines formes de fibromyalgie, il existe une hypersensibilité immunitaire aux levures. Dans ce cas, il faut en effet éviter le pain, la bière, la levure de bière, le vinaigre, etc. (tout ce qui peut contenir des levures, mortes ou vivantes). S'il y a un doute, on peut rechercher cette hypersensibilité avec le dosage d'anticorps IgG.

- *J'ai bien compris qu'il faut manger des légumes, des produits complets, mais j'ai tout le temps mal au ventre et j'ai très facilement de la diarrhée…*

Il faut dans un premier temps améliorer la santé intestinale. Arrêter justement le gluten, car il est connu pour abîmer la muqueuse intestinale en créant de brèches au niveau des jonctions serrées. Il existe de nombreux nutriments et substances végétales qui peuvent aider à réparer les intestins : L-glutamine [1], curcumine, polyphénols, oméga-3 EPA et DHA, zinc, magnésium, vitamine A, probiotiques, prébiotiques et symbiotiques (probiotiques + prébiotiques). Une fois les intestins et le microbiote restaurés, la consommation de fibres ne devrait plus poser autant de problèmes. Il faut donc commencer par réparer les intestins avant de pouvoir augmenter les végétaux. Dans un premier temps, on pourra néanmoins consommer les fruits et les légumes cuits. Ensuite, progressivement on pourra les introduire crus.

Menstruations :

- *J'ai pris du Pycnogenol®. J'ai l'impression que mes règles sont très abondantes avec ce produit. Est-ce possible ? Dois-je l'arrêter sachant que je suis anémiée et très fatiguée ?*

Oui ce produit contient des polyphénols qui ont, en plus de l'action antioxydante, une action anti-inflammatoire et anti-agrégante plaquettaire. Dans votre cas il est préférable de l'arrêter. De plus, son effet hypoglycémiant [2] peut provoquer somnolence et fatigue.

- *J'ai des règles très abondantes depuis que je suis les conseils alimentaires. Comment faire ?*

Cela peut venir des oméga-3 qui ont un effet fluidifiant très puissant (antiagrégant plaquettaire). Il est possible, si les intestins le supportent, de prendre de l'extrait de gingembre qui diminue les saignements lors de règles hémorragiques [3] (ex : Super gingerols de Super Smart®).

Anémie :

- *Je suis très anémiée et je ne supporte pas les médicaments à base de fer. J'ai cru comprendre que la viande rouge n'est pas bonne pour l'endométriose.... Alors que faire ?*

Vous pouvez prendre de la spiruline cultivée sur milieu riche en fer. Elle contient 4 fois plus de fer que de la spiruline classique. Elle constipe moins contrairement que les autres produits à base de fer. Ferrinéa de Nutrixéal®. Il en existe aussi du laboratoire Nutravance®. Il y a aussi le bisglycinate de fer, fer organique chélaté, qui est bien toléré et vraiment très bien absorbé (ex : Fer doux Solgar®, mais aussi dans les marques Vitall+®, Supersmart® et Nutrixéal®...). Au niveau alimentaire il y a bien évidemment du fer dans les produits de la mer et les viandes blanches. Du côté végétal, on trouve du fer en quantité dans : les haricots secs, les lentilles, les pois chiches, les épinards, le quinoa, le millet et les pistaches. Bien penser à consommer un aliment riche en vitamine C (citron, orange, kiwi, poivron...) au repas contenant ces aliments pour améliorer l'absorption du fer végétal.

- *Je ne mange plus de viande rouge, et à cause de ça, je suis anémiée.*

Rassurez-vous, il n'y a nul besoin de consommer de la viande rouge pour prévenir l'anémie par carence en fer, la viande blanche et le poisson en contiennent aussi. Par ailleurs, la prévalence de l'anémie ferriprive est la même chez les omnivores que chez les végétaliens, qui ne consomment strictement aucun produit animal. Le problème est surtout féminin. Vous pouvez prendre 1 gélule 3 fois par jour de spiruline cultivée sur milieu riche en fer. Prenez-la 3 jours de suite, puis arrêt les 4 jours suivants (ex : lundi, mardi, mercredi avec, le reste de la semaine sans, puis recommencer la semaine suivante). Cela permet d'éviter le rétrocontrôle d'absorption au niveau intestinal. Avec moins, on fait plus !

Hypothyroïdie

- *En plus de l'endométriose je souffre d'une hypothyroïdie. J'ai entendu dire que certains aliments dits « goitrogènes », et notamment les choux, sont déconseillés car ils perturberaient les hormones thyroïdiennes. Qu'en pensez-vous et comment faire ?*

Certains aliments sont dits « goitrogènes » ; ce sont les crucifères (tous les choux, les radis, les navets, le rutabaga, le raifort, le wasabi, la roquette, le cresson, le colza, la moutarde), mais aussi des aliments d'autres familles botaniques comme le lin, le soja et les patates douces. Les crucifères diminueraient l'absorption de l'iode.

Sachez déjà que la cuisson désactive les substances présentes dans les crucifères. Les glucosinolates sont donc inactifs et ne poseraient donc plus de problème. C'est dommage car ce sont eux qui peuvent moduler les œstrogènes (se reporter au chapitre dédié aux œstrogènes). Mais d'autres solutions existent pour moduler ces derniers. En ce qui concerne le soja, l'effet est délétère seulement en cas de déficience en iode. Pour l'huile de colza on peut choisir une version raffinée qui ne contient aucun glucosinolate (ex. : Fleur de colza Lesieur®). D'une manière générale quand on consomme un aliment dit « goitrogène » il suffit d'avoir un bon apport en iode simultanément (ex. : produits de la mer, algues, makizushi avec l'algue nori, etc.). Par ailleurs bien prendre un sel iodé et surtout pas fluoré. Les sels enrichis en iode en contiennent beaucoup plus que le sel non raffiné et que les sels aux herbes. C'est un détail important à connaître. Donc rassurez-vous. Il vous est possible de consommer ce type d'aliments mais veillez à introduire également bonne source d'iode conjointement pour contrecarrer le déficit d'absorption induit par les « goitrogènes ».

Aliments et boissons :

- *Je déteste les choux. Comment puis-je faire ? Par contre j'aime bien les radis...*

Vous pouvez toujours consommer d'autres aliments de la famille des crucifères. Vous pouvez par exemple manger des radis trois fois par semaine. Dans la mesure du possible consommez aussi de façon quotidienne de l'huile de colza bio (non raffinée) et de la moutarde pour les apports en glucosinolates, c'est-à-dire les molécules soufrées qui modulent les œstrogènes.

- *Je ne consomme plus de gluten et j'utilise beaucoup la fleur de maïs (Maïzena®). Est-ce un bon substitut à la farine de blé ?*

La fleur de maïs est en fait de l'amidon purifié et transformé de maïs. En effet, il n'y a pas de gluten, mais le problème est son index glycémique extrêmement élevé (IG = 85). Ce produit va réellement agir comme une bombe glycémique. Or, une élévation très importante de la glycémie induit un stress oxydant et de l'inflammation, sans compter l'hypoglycémie réactionnelle avec fatigue... Donc non, ce n'est pas un bon substitut à la farine de blé. Par contre de petites quantités peuvent être acceptables quand on l'utilise comme aide culinaire pour épaissir des sauces par exemple.

- *J'ai entendu dire que la réglisse n'est pas bonne pour l'endométriose. Est-ce vrai ?*

La réglisse contient en effet des phytœstrogènes (liquiritigénine notamment). Ils sont d'ailleurs assez puissants quant à leur potentiel œstrogénique, moins que la hopéine du houblon, mais à la différence de ce dernier, ils ont une affinité pour les récepteurs bêta [4]. Etant donné l'effet phytœstrogénique puissant de la réglisse, et notamment sur les récepteurs bêta (ceux qui sont surexprimés dans les cellules endométriales), je resterais prudent avec cette plante à votre place.

- *Le cas du café semble complexe... D'après vos conseils, je devrais l'éviter, notamment pour son effet contre la fertilité, mais aussi parce que je souffre du syndrome de l'intestin irritable. Mais voilà, je suis « accro » au café ! Comment pourrais-je faire ?*

Pour éviter la caféine on peut choisir du déca (biologique car sans solvant chimique). Mais cela ne résout pas le problème côté intestins. En effet le café est particulièrement agressif pour la muqueuse digestive ; il est souvent mal toléré en cas de syndrome de l'intestin irritable. Il y a deux types de café qui pourraient être souhaitables. Le premier est le Chi Café Bio Dr Jacob's (boisson en poudre soluble). Il s'agit d'un mélange de fibres prébiotiques issues de l'acacia (75% de la poudre), d'un peu de reishi et ginseng, et de 20% de café soluble. Cette boisson est bienfaisante pour les intestins (prébiotiques qui stimulent la croissance des bifidobactéries du côlon) et ne contient que 50 mg de caféine par dose, soit la moitié qu'apporterait un café expresso. L'autre café souhaitable serait le Rich Rewards® de Life Extension®. Il s'agit d'un café arabica biologique et durable issu d'une torréfaction vraiment très douce, qui d'une part permet de conserver beaucoup plus d'antioxydants (2,5x plus qu'un café classique), et d'autre part le rend nettement moins agressif pour le tube digestif. Ce produit existe aussi en décaféiné. Attention ce café est très amer.

- *Il y a quelque chose que je ne comprends pas au sujet des laits végétaux : parfois vous parlez d'extraits d'algues qui sont nocifs, et parfois d'algues qui sont intéressantes...*

Dans les laits végétaux, il peut y avoir deux types d'extraits d'algues. En effet l'une est mauvaise, l'autre est bénéfique.

L'additif E407 ou « carraghénanes » est un épaississant et gélifiant. Il est beaucoup utilisé dans les laits végétaux, mais malheureusement il ne semble pas bon pour la santé et provoquent, entre autres, inflammation et hyperperméabilité intestinales [5].

Le deuxième produit à base d'algue est le lithothamne ou *lithothamnium calcareum*. Comme son nom l'indique il s'agit d'une algue calcaire riche en carbonate de calcium. Elle permet à la fois d'apporter du calcium, mais aussi d'être une aide dans l'équilibre acido-basique de par ses propriétés alcalinisantes.

Dans l'idéal, choisissez des laits végétaux avec lithothamne et sans carraghénanes. Ce n'est vraiment pas facile; il faut bien lire les étiquettes.

- *J'ai une aversion pour les corps gras. Je ne consomme quasiment pas d'huile, je n'aime pas ça. Est-ce un problème, et si oui, comment puis-je faire?*

Nous ne sommes pas obligés de consommer de l'huile pour obtenir nos acides gras, même ceux dits essentiels. On peut obtenir les acides gras oméga-9, 6 et 3 (seuls 6 et 3 sont essentiels) par les aliments entiers comme: les amandes, les noix, les graines, les avocats, les olives, les poissons gras... (Se reporter au chapitre 6 pour bien équilibrer ses acides gras). Si vous consommez peu de ces aliments, car toujours « trop gras » à votre goût, vous pouvez prendre des huiles très concentrées:

- En oméga-3: lin, cameline, perilla, sacha inchi.
- En polyphénols: Olivie® plus 30x (Olivie Pharma®, NaturaMedicatrix®), huile d'olive contenant 30 fois plus d'hydroxytyrosol (biophénol de l'olive) qu'une huile d'olive extra vierge de première pression à froid classique.

Pour ces huiles des quantités minimes peuvent suffire (ex: 1 cuillère à café par jour).

- *J'utilisais jusqu'à présent de l'huile de tournesol car elle n'a pas de goût. Vous préconisez l'huile de colza. Je ne veux pas que certains de mes plats aient un goût «bizarre»...*

Vous pouvez remplacer votre huile de tournesol par de l'huile de colza raffinée, c'est-à-dire filtrée et désodorisée. Elle n'aura strictement aucun goût. Je conseille dans ce cas l'huile Fleur de colza Lesieur®. Elle possède le label Bleu-Blanc-Cœur et une teneur en oméga-3 de 10%, contre 8 à 9% pour les huiles de colza d'autres marques. Pour bien comprendre les avantages des huiles de colza non raffinée bio ou raffinée voici un tableau récapitulatif:

Huile de colza raffinée	Huile de colza vierge première pression à froid biologique
Avantages - Pas de goût. - Possible pour les cuissons douces (ce n'est pas la meilleure huile pour la cuisson, loin de là, mais elle fait toujours mieux que le tournesol, qui lui, est instable à la chaleur) - Pas d'effet goitrogène (n'a plus de glucosinolate).	**Avantages** - Module l'activité œstrogénique grâce aux glucosinolates (bon et mauvais œstrogène, ratio 2-hydroxy-estrone/16-alpha-hydroxy-estrone). - Contient des caroténoïdes, de la coenzyme Q10, alors qu'ils sont perdus dans l'huile raffinée. - Aucun acide gras trans. Aucune molécule modifiée car pas de raffinage. - Pas de pesticides (car bio).
Inconvénients - Contient des traces d'acides gras trans dues au raffinage. Bien que ces acides gras trans soient en quantité minime il faut prendre en compte cet élément pour peser le pour et le contre. - Ne module pas les œstrogènes (glucosinolates perdus lors du raffinage).	**Inconvénients** - Goût très prononcé. - Les glucosinolates peuvent poser problème chez les personnes souffrant d'hypothyroïdie (NB : on peut résoudre le problème en consommant plus d'iode; valable pour toutes les crucifères).

- *Je prenais des graines de lin moulues toutes prêtes et j'ai remarqué que mes douleurs augmentaient. Cela doit être dû aux phytœstrogènes, qu'en pensez-vous?*

Alors premièrement, ce n'est probablement pas dû aux phytœstrogènes. En effet, les lignanes du lin ont un effet **anti-œstrogène**: ils ont des effets antagonistes sur les récepteurs, inhibent l'aromatase (donc empêchent votre propre production d'œstrogènes) et permettent de réduire le potentiel œstrogénique de vos hormones (engendrent leur sulfatation, augmentent leur affinité pour la protéine de transport SHBG, favorisent la voie de la 2-hydroxylase).

Deuxièmement les graines de lin moulues que vous avez achetées sont à coup sûr déjà oxydées, donc sources de radicaux libres. Des lipides rances favorisent le stress oxydant et l'inflammation. Il existe sur le marché deux types des graines de lin déjà moulues: soit des toutes simples (moulues puis mises en sachet, sans adjonction d'antioxydants, donc certainement oxydées dans le temps), soit des graines de lin thermo-extrudées avec adjonction d'antioxydants (qui ne s'oxydent pas dans le temps). Cette dernière version n'est autre que le produit Linette® (qui possède par ailleurs le label Bleu-Blanc-Cœur®). Le mieux est d'utiliser ce produit ou bien de moudre vous-même les graines de lin au dernier moment et de ne pas les conserver pour plus tard. A noter que le produit Linette® a aussi l'avantage de ne plus contenir de facteurs indésirables. Plus de renseignements : http ://www.boutiquelinette.fr/

Troisièmement le lin est une graine très faible en vitamine E. Or, plus on augmente sa consommation d'oméga-3 plus les besoins en vitamine E croissent. En d'autres termes les oméga-3 rancissent aussi dans votre organisme. Plus d'oméga-3, c'est donc obligatoirement plus de vitamine E à se fournir sinon le stress oxydant apparaît. Ainsi les oméga-3 n'ont plus d'effets bénéfiques, au contraire. Pour augmenter vos apports, vous pouvez prendre un peu d'huile de germe de blé, des amandes, des graines de tournesol (mélangées à parts égales avec le lin pour équilibrer oméga-6 et oméga-3). Si c'est insuffisant on peut avoir recours à un complément alimentaire contenant les 8 formes de vitamine E, dont les tocotriénols (paramètre très important !). Les tocotriénols ont aussi une plus grande efficacité pour lutter contre le stress oxydant et l'inflammation. Ne vous inquiétez pas de trouver les mots « huile de palme » dans la liste des ingrédients car les tocotriénols en sont justement extraits et concentrés (l'huile de palme contient beaucoup de tocotriénols). Dans la gélule, il y a finalement très peu d'acide palmitique et beaucoup de vitamine E.

Matériel de cuisine :

- *J'utilise une bouilloire en plastique, est-ce un problème ?*

Il vaut mieux en effet utiliser une bouilloire dont le réservoir d'eau à l'intérieur est en inox, car l'eau bouillante fait dépolymériser le plastique. Bien qu'il ne fonde pas à vue d'œil, il y a quand même relargage de molécules de plastique et de perturbateurs endocriniens (produits plastifiants) dans l'eau de votre infusion…

- *J'ai lu dans votre livre « Conseils pratiques de nutrithérapie » que les cafetières contenaient des perturbateurs endocriniens. J'utilise une cafetière à capsules. Est-ce un problème ?*

Toutes les cafetières électriques, qu'elles soient à capsules, à dosettes ou de simples percolateurs (papier filtre), sont majoritairement faites de plastique. Ce dernier contient obligatoirement des plastifiants tels que des bisphénols et/ou des phtalates, donc des perturbateurs endocriniens. Le passage de l'eau brûlante va faire relarguer ces plastifiants dans votre café. Et si les dosettes se veulent sans bisphénol A, il peut y avoir un autre type de bisphénol (exemple « S ») ou un autre plastifiant… Utilisez une cafetière italienne en inox (pas en aluminium) ou une cafetière à piston (en verre) [6].

Et hormis l'alimentation ?

- *Je sais que ce n'est pas de la nutrition, mais l'homéopathie pourrait-elle m'aider ?*

Probablement. La meilleure solution est de consulter un médecin homéopathe pour que le traitement soit le plus personnalisé possible. Néanmoins voici ce qu'a révélé une étude récente : des gouttes homéopathiques d'œstrogène 12CH, 18CH et 24CH à raison de 3 gouttes 2 fois par jour ont permis de réduire les dysménorrhées, les douleurs pelviennes non cycliques et les douleurs intestinales cycliques, alors que le placebo n'a produit aucun effet [7]. De plus, ce traitement homéopathique a montré une amélioration significative dans 3 des 8 domaines du questionnaire de qualité de vie SF-36 : douleur corporelle, vitalité et santé mentale. Le placébo n'a pas eu non plus ces effets.

- *Y-a-t-il des perturbateurs endocriniens ailleurs que dans l'alimentation ?*

Oui en effet, il y en a beaucoup ! Les cosmétiques, les parfums, les insecticides, les agents ignifuges bromés retrouvés dans de nombreux articles à la maison (matériel électronique, mais aussi tapis, coussin…), etc.

Les conseils sont simples :

- Peut-être éviter les tampons hygiéniques. Bien que cela ne soit pas du tout prouvé [9] certains pensent que cela pourrait être un facteur dans l'endométriose car ils favoriseraient le flux rétrograde, mais aussi parce qu'ils peuvent contenir de la dioxine (en réalité des dérivés). Il faut néanmoins savoir que cette exposition est infiniment plus faible qu'à travers l'alimentation ! [10].
- Utiliser des cosmétiques bio (sans perturbateurs endocriniens !).
- Choisir de la crème solaire bio.
- Ne jamais mettre de parfum en contact avec la peau, mais plutôt sur les vêtements.
- Ne jamais porter de vêtements neufs sans les avoir lavés au préalable.
- Acheter des tapis ou coussin d'occasion ! Les substances toxiques volatiles auront déjà diffusé…
- Ne pas prendre les tickets de caisse qui peuvent contenir des bisphénols A ou S (passent à travers la peau).
- Trouver des méthodes naturelles pour se débarrasser des insectes mais ne pas utiliser de la bombe insecticide.

Et comme nous l'avions déjà vu :

- Fuir les récipients en plastique. Utiliser du verre.
- Ne pas acheter ou emballer des aliments dans du cellophane (film étirable).
- Pas de contenant métallique (canettes, boîtes de conserve).
- Et tous les autres conseils du livre !

Références

1. Bertrand J, Ghouzali I, Guérin C, Bôle-Feysot C, Gouteux M, Déchelotte P, Ducrotté P, Coëffier M. Glutamine Restores Tight Junction Protein Claudin-1 Expression in Colonic Mucosa of Patients With Diarrhea-Predominant Irritable Bowel Syndrome. JPEN J Parenter Enteral Nutr. 2016 Nov. ; 40(8): 1170-1176.
2. Liu X, Wei J, Tan F, Zhou S, Würthwein G, Rohdewald P. Antidiabetic effect of Pycnogenol French maritime pine bark extract in patients with diabetes type II. Life Sci. 2004 Oct. 8 ; 75(21): 2505-13.
3. Kashefi F, Khajehei M, Alavinia M, Golmakani E, Asili J. Effect of Ginger (Zingiber officinale) on Heavy Menstrual Bleeding : A Placebo-Controlled, Randomized Clinical Trial. Phytotherapy Research 2015 Janv. ; 29(1): 114-9.
4. Hajirahimkhan A, Simmler C, Yuan Y, Anderson JR, Chen SN, Nikolic D, Dietz BM, Pauli GF, van Breemen RB, Bolton JL. Evaluation of Estrogenic Activity of Licorice Species in Comparison with Hops Used in Botanicals for Menopausal Symptoms. PLoS One. 2013 ; 8(7): e67947.
5. Choi HJ, Kim J, Park SH, Do KH, Yang H, Moon Y. Pro-inflammatory NF-κB and early growth response gene 1 regulate epithelial barrier disruption by food additive carrageenan in human intestinal epithelial cells. Toxicol. Lett. 2012 Jun. 20 ; 211(3): 289-95.
6. Rudel RA, Gray JM, Engel CL, Rawsthorne TW, Dodson RE, Ackerman JM, Rizzo J, Nudelman JL, Brody JG. Food packaging and bisphenol A and bis(2-ethyhexyl) phthalate exposure : findings from a dietary intervention. Environ. Health Perspect. 2011 Jul. ; 119(7): 914-20.
7. Teixeira MZ, Podgaec S, Baracat EC. Potentized estrogen in homeopathic treatment of endometriosis-associated pelvic pain : A 24-week, randomized, double-blind, placebo-controlled study. Eur. J. Obstet. Gyneco. Reprod. Biol. 2017 Jan. 25 ; 211 : 48-55.
8. Réf. Carroccio A, D'Alcamo A, Lacono G, Soresi M, Lacobucci R, Arini A, Geraci G, Fayer F, Cavataio F, La Blasca F, Florena AM, Mansueto P. Persistence of Nonceliac Wheat Sensitivity, Based on Long-term Follow-up. Gastroenterology 2017 Jul;153(1):56-58.
9. Lamb K, Berg N. Tampon use in women with endometriosis. J Community Health. 1985 Winter;10(4):215-25.
10. DeVito MJ, Schecter A. Exposure assessment to dioxins from the use of tampons and diapers. Environ Health Perspect. 2002 Jan; 110(1): 23–28.

○●●

Chapitre 10

CONCLUSION

Voilà tout est là

Vous avez tous les éléments en main. Il n'y a plus qu'à agir !

Certaines femmes auront déjà bien avancé avant même la lecture de ce livre. D'autres feront des découvertes et essaieront de nouvelles choses…

Il sera question parfois de réforme de l'alimentation…et du mode de vie.

Peu de preuves diront certains, mais pourquoi attendre ?

Il est vrai que la plupart des études disponibles sur le lien entre alimentation et endométriose ont un faible taux de preuve. Mais il est possible d'expliquer certains mécanismes, ce qui augmente la crédibilité de ces facteurs nutritionnels. Les études sur l'animal sont aussi très prometteuses car elles mettent en lumière les effets de certains nutriments ou composés naturels sur la physiologie de la maladie, et qui par conséquent peuvent sans problème rivaliser avec les médicaments, et probablement faire mieux…

Les oméga-3, véritables agents anti-inflammatoires, l'émergence du rôle du gluten dans d'autres soucis de santé que la maladie cœliaque, le potentiel surpuissant de la curcumine et d'autres nutraceutiques, sont autant d'éléments qu'il faut utiliser sans pour autant attendre d'autres études avec un meilleur taux de preuve.

C'est mon point de vue d'auteur et de nutrithérapeute.

Cela ne peut pas nuire, au contraire, cela ne peut qu'améliorer la santé ! Mais le rythme des changements alimentaires sera peut-être différent d'une femme à une autre.

Un livre écrit pour tous !

Ce livre avait pour vocation de donner de l'information pointue en nutrition, et ce de façon exhaustive, à toutes les personnes concernées par l'endométriose : les professionnels de la santé et de la nutrition pour répondre aux questions de leurs patientes, mais aussi directement à toutes les femmes qui cherchent désespérément des solutions naturelles et efficaces pour traiter leur maladie.

J'espère du fond du cœur que ce livre vous a plu et qu'il vous sera utile.

Prenez soin de vous.

Fabien Piasco

Chapitre 11

LES ANNEXES

Fiche annexe N° 1

Complémentation générale

Avant de vouloir mettre en place toute complémentation il faut bien évidemment que l'alimentation soit optimisée. Voici donc un rappel en condensé de « l'alimentation anti-endométriose » :

Alimentation anti-endométriose

✓Alimentation à forte dominante végétale (80% végétale, 20% animale)

✓Biologique dans la mesure du possible (les pesticides sont des perturbateurs endocriniens)

✓Riche en antioxydants (légumes et fruits colorés, baies, épices, curcuma, thé vert déthéiné…)

✓Riche en crucifères (choux, radis, cresson, roquette, colza, moutarde…)

✓Faible en gras animal (dioxine et autres POPs)

✓Eviter viande rouge et charcuterie

✓Bons apports en oméga-3 et 9

✓Limiter fortement oméga-6, acides gras saturés (acide palmitique) et acides gras trans

✓Eviter le sucre et les sucreries

✓Eviter l'alcool

✓Evictions possibles : gluten et produits laitiers

Cette alimentation vise à diminuer le stress oxydant et l'inflammation, et permet d'augmenter les fonctions de détoxication (xénobiotiques et œstrogènes).

Plan de complémentation globale

(antioxydante, anti-inflammatoire et régulation hormonale) :

- **Endoway Natura*Medicatrix*®** (extrait de brocoli, vit.B6, zinc, vit.D et curcumine) : 1gélule le matin (éventuellement le soir si fatigue ressentie).

- **Oménutrics Bionutrics®** (huile de poisson stable et hautement décontaminée) : 1 gélule ou 4 perles au repas du soir.
- Ou bien **DHA+ EPA Vegan Tocoprotect Dr Jacob's®** (huile d'olive enrichie en vitamine E naturelle et huile d'algue riche en DHA et EPA) : 1 à 2 cuillère(s) à café par jour. NB : l'huile de micro-algue est à la fois durable (écologie) et exempte de polluants.
- **ProgesterAll®** (crème à la progestérone naturelle du Dr John Lee).

Si aménorrhée :

Prendre une gélule d'Endoway® par jour, à la demande, ou bien en continu, particulièrement pour les femmes qui ont un traitement qui stoppent les règles.

Si règles :

La curcumine et les oméga-3 possèdent une action fluidifiante sur le sang, via une diminution de l'agrégation plaquettaire. Ceci est à prendre en compte pour les femmes qui ont des règles hémorragiques. Dans ce cas Endoway® et oméga-3 peuvent être stoppés pendant les menstruations au profit de gingembre.

NB : ce plan de complémentation constitue un conseil et non une prescription. Vérifiez auprès de votre médecin s'il n'existe pas de contre-indications.

○●●

Fiche annexe N° 2

Détoxication des œstrogènes

Avant toute chose bien mettre en place « l'alimentation anti-endométriose » :

Alimentation anti-endométriose

✓ Alimentation à forte dominante végétale (80% végétale, 20% animale)

✓ Biologique dans la mesure du phossible (les pesticides sont des perturbateurs endocriniens)

✓ Riche en antioxydants (légumes et fruits colorés, baies, épices, curcuma, thé vert déthéiné...)

✓ Riche en crucifères (choux, radis, cresson, roquette, colza, moutarde...)

✓ Faible en gras animal (dioxine et autres POPs)

✓ Eviter viande rouge et charcuterie

✓ Bons apports en oméga-3 et 9

✓ Limiter fortement oméga-6, acides gras saturés (acide palmitique) et acides gras trans

✓ Eviter le sucre et les sucreries

✓ Eviter l'alcool

✓ Evictions possibles : gluten et produits laitiers

Cette alimentation vise à diminuer le stress oxydant et l'inflammation, et permet d'augmenter les fonctions de détoxication (xénobiotiques et œstrogènes).

Plan de complémentation

(favorisant la phase II de détoxication hépatique et la voie de la 2-hydroxylation des œstrogènes) :

- **Endoway** Natura*Medicatrix*® (extrait de brocoli, vit.B6, zinc, vit.D et curcumine) : 1gélule le matin (éventuellement le soir si fatigue ressentie).
- **Calcium-D-glucarate** : commencer par 200mg par jour (**Life Extension® Europe**) et augmenter progressivement. Possibilité d'aller jusqu'à 3 x 500mg (**SuperSmart®**). Si fatigue, hypoglycémies, réduire les doses ou faire des pauses.
- **ProgesterAll®** (crème à la progestérone naturelle du Dr John Lee).

Si aménorrhée :

Prendre une gélule d'Endoway® par jour, en continu. Faire des pauses de temps en temps avec le calcium-D-glucarate qui procure une détox très puissante.

Si règles :

Utiliser le calcium-D-glucarate surtout du 5e au 14e jour du cycle (sécrétion d'œstradiol et prolifération). En d'autre termes le prendre de la fin des règles jusqu'à la moitié du cycle (début des règles = premier jour du cycle ; milieu du cycle = jour 14).

La curcumine et les oméga-3 possèdent une action fluidifiante sur le sang, via une diminution de l'agrégation plaquettaire. Ceci est à prendre en compte pour les femmes qui ont des règles hémorragiques. Dans ce cas Endoway® peut être stoppé pendant les menstruations au profit de gingembre.

NB : ce plan de complémentation constitue un conseil et non une prescription. Vérifiez auprès de votre médecin s'il n'existe pas de contre-indications.

○●●

Fiche annexe N° 3

Détoxication des œstrogènes sans compléments alimentaires

Rappel :

Alimentation anti-endométriose

- ✓ Alimentation à forte dominante végétale (80% végétale, 20% animale)
- ✓ Biologique dans la mesure du possible (les pesticides sont des perturbateurs endocriniens)
- ✓ Riche en antioxydants (légumes et fruits colorés, baies, épices, curcuma, thé vert déthéiné…)
- ✓ Riche en crucifères (choux, radis, cresson, roquette, colza, moutarde…)
- ✓ Faible en gras animal (dioxine et autres POPs)
- ✓ Eviter viande rouge et charcuterie
- ✓ Bons apports en oméga-3 et 9
- ✓ Limiter fortement oméga-6, acides gras saturés (acide palmitique) et acides gras trans
- ✓ Eviter le sucre et les sucreries
- ✓ Eviter l'alcool
- ✓ Evictions possibles : gluten et produits laitiers

Cette alimentation vise à diminuer le stress oxydant et l'inflammation, et permet d'augmenter les fonctions de détoxication (xénobiotiques et œstrogènes).

Consignes alimentaires :

- Eviter l'alcool (car il élève le taux d'œstrogènes dans le sang).
- Eviter le pamplemousse (car il diminue la détox hépatique des œstrogènes – inhibiteur enzymatique).
- Consommer beaucoup de fibres (élimination des œstrogènes liés aux sels biliaires dans les selles).

- Faire tous les jours une vinaigrette avec de la moutarde douce (ex : moutarde condiment Amora®) avec de l'huile de colza bio. Ces deux aliments sont des crucifères et sont donc pourvoyeurs de glucosinolates favorisant la détox des œstrogènes.
- Prendre tous les jours une cuillère à soupe de graines de brocoli germées, un ultra-concentré de crucifères !

Cette alimentation peut générer des troubles digestifs (spasmes et ballonnements) ; il est donc important de l'adapter au cas de chacune.

Fiche annexe N° 4

Procréation

Rappel :

Alimentation anti-endométriose

✓Alimentation à forte dominante végétale (80% végétale, 20% animale)

✓Biologique dans la mesure du possible (les pesticides sont des perturbateurs endocriniens)

✓Riche en antioxydants (légumes et fruits colorés, baies, épices, curcuma, thé vert déthéiné…)

✓Riche en crucifères (choux, radis, cresson, roquette, colza, moutarde…)

✓Faible en gras animal (dioxine et autres POPs)

✓Eviter viande rouge et charcuterie

✓Bons apports en oméga-3 et 9

✓Limiter fortement oméga-6, acides gras saturés (acide palmitique) et acides gras trans

✓Eviter le sucre et les sucreries

✓Eviter l'alcool

✓Evictions possibles : gluten et produits laitiers

Cette alimentation vise à diminuer le stress oxydant et l'inflammation, et permet d'augmenter les fonctions de détoxication (xénobiotiques et œstrogènes).

Plan de complémentation :

- **N-Acétyl-cystéine 600mg** (**Nutrixeal®** ou **Life Extension®**) : 1 gélule 3 fois par jour avec les repas. Si sensation d'acidité ou troubles digestifs, réduire les doses ou faire des pauses. Ce complément permet de favoriser les voies de détoxication hépatique et de réduire le stress oxydatif en soutenant la synthèse de glutathion.

- **LactoGyn crispatus bio Natura*Medicatrix*®**: 1 gélule le matin à jeun (la voie gynécologique est possible). NB: se reporter au chapitre sur les compléments alimentaires, section probiotiques.
- **Venus Roses Natura*Medicatrix*®** (huile essentielle de Rose de Damas): 1 gélule au repas de midi (diminution du stress oxydant).

NB: ce plan de complémentation constitue un conseil et non une prescription. Vérifiez auprès de votre médecin s'il n'existe pas de contre-indications.

○●●

Fiche annexe N° 5

Protocole antidouleur

Rappel :

Alimentation anti-endométriose

✓Alimentation à forte dominante végétale (80% végétale, 20% animale)

✓Biologique dans la mesure du possible (les pesticides sont des perturbateurs endocriniens)

✓Riche en antioxydants (légumes et fruits colorés, baies, épices, curcuma, thé vert déthéiné…)

✓Riche en crucifères (choux, radis, cresson, roquette, colza, moutarde…)

✓Faible en gras animal (dioxine et autres POPs)

✓Eviter viande rouge et charcuterie

✓Bons apports en oméga-3 et 9

✓Limiter fortement oméga-6, acides gras saturés (acide palmitique) et acides gras trans

✓Eviter le sucre et les sucreries

✓Eviter l'alcool

✓Evictions possibles : gluten et produits laitiers

Cette alimentation vise à diminuer le stress oxydant et l'inflammation, et permet d'augmenter les fonctions de détoxication (xénobiotiques et œstrogènes).

Plan de complémentation :

- **Endoway Natura*Medicatrix*®** (extrait de brocoli, vit.B6, zinc, vit.D et curcumine) : 1gélule le matin (éventuellement le soir si fatigue ressentie). Ce complément a pour but de réduire le stress oxydant et l'inflammation.
- **Natural Pain Relief SuperSmart®** (palmitoyléthanolamide - PEA) : entre 1 et 3 gélule(s) par jour.

Informations données par le fabricant du PEA :

Les propriétés anti-inflammatoires et analgésiques du PEA

Le PEA doit ses propriétés exceptionnelles à un mécanisme d'action bien particulier. D'après certains chercheurs, cet amide d'acide gras agirait en se liant à un récepteur cellulaire spécifique : le récepteur PPAR-alpha. Ce dernier est un activateur de peroxysomes, qui sont des organites cellulaires intervenant dans la régulation des gènes de la douleur et de l'inflammation. En se liant au récepteur PPAR-alpha, le PEA permettrait de réduire la sensibilité périphérique induite aussi bien par les cellules neurales que par les cellules non neurales. En d'autres termes, l'action du PEA permettrait de diminuer la sensation de douleur dans de nombreuses situations.

NB : ce plan de complémentation constitue un conseil et non une prescription. Vérifiez auprès de votre médecin s'il n'existe pas de contre-indications.

○●●

Fiche annexe N° 6

Protocole antifatigue

Rappel :

Alimentation anti-endométriose

✓Alimentation à forte dominante végétale (80% végétale, 20% animale)

✓Biologique dans la mesure du possible (les pesticides sont des perturbateurs endocriniens)

✓Riche en antioxydants (légumes et fruits colorés, baies, épices, curcuma, thé vert déthéiné...)

✓Riche en crucifères (choux, radis, cresson, roquette, colza, moutarde...)

✓Faible en gras animal (dioxine et autres POPs)

✓Eviter viande rouge et charcuterie

✓Bons apports en oméga-3 et 9

✓Limiter fortement oméga-6, acides gras saturés (acide palmitique) et acides gras trans

✓Eviter le sucre et les sucreries

✓Eviter l'alcool

✓Evictions possibles : gluten et produits laitiers

Cette alimentation vise à diminuer le stress oxydant et l'inflammation, et permet d'augmenter les fonctions de détoxication (xénobiotiques et œstrogènes).

Plan de complémentation :

- **Bévitine®** 250mg (vitamine B1 à forte dose) : 1 le matin, voire 1 matin et 1 midi.
- Si non efficace essayer la sulbutiamine, une forme liposoluble de la vitamine B1 : **Sulbutiamine 200mg SuperSmart®**. NB : un autre produit à

base de sulbutiamine existe sur le marché français, disponible en pharmacie, mais il contient plusieurs excipients douteux (polysorbate 80, colorant jaune orangé S laque aluminique et dioxyde de titane notamment). La version de **SuperSmart®** ne contient aucun de ces excipients.

NB : ce plan de complémentation constitue un conseil et non une prescription. Vérifiez auprès de votre médecin s'il n'existe pas de contre-indications.

○●●

Fiche annexe N° 7

Cystite interstitielle

La cystite interstitielle, ou syndrome de la vessie douloureuse, est une maladie qui ressemble à la cystite quant aux symptômes, mais sans infection. C'est une pathologie généralement chronique qui provoque douleurs à la vessie et envies fréquentes d'uriner.

Une étude a montré que les femmes atteintes d'endométriose sont beaucoup plus à même de souffrir de cystite interstitielle, comparativement aux femmes qui n'ont pas d'endométriose.

Il existe des traitements pour cette pathologie. La lectrice pourra trouver la liste sur le site de l'Association Française de la Cystite Interstitielle (AFCI) :

http://asso-afci.org/content/traitements

Il est aussi possible d'agir de façon non-invasive avec des produits naturels.

Plan de complémentation :

- SVD Complex – LaboSP® : 2 gélules 2 fois par jour. Faire 4 à 6 mois de traitement.
- Si le budget ne le permet pas : Acide hyaluronique Granions® : 1 gélule 2 fois par jour.

NB : ce plan de complémentation constitue un conseil et non une prescription. Vérifiez auprès de votre médecin s'il n'existe pas de contre-indications.

Référence

Wu CC, Chung SD, Lin HC. Endometriosis increased the risk of bladder pain syndrome/interstitial cystitis: A population-based study. Neurourol Urodyn. 2018 Jan 10.

Fiche annexe N° 8

Syndrome de l'intestin irritable

Le syndrome de l'intestin irritable, anciennement appelé colopathie fonctionnelle, est souvent rencontré chez les femmes atteintes d'endométriose.

L'alimentation anti-endométriose décrite dans ce livre peut être parfois difficile à supporter sur le plan intestinal (beaucoup de fibres, des choux, etc.).

Il est donc important de réparer les intestins dans un premier temps, pour ensuite pouvoir élargir le régime et l'optimiser.

Conseils alimentaires :

- Eviter le gluten et les produits laitiers.
- Consommer dans un premier temps les légumes et les fruits cuits.
- Suivre un régime pauvre en FODMAPS sur 1 mois. Ne pas trop prolonger ce régime afin de ne pas modifier la flore intestinale (qui pourrait dépérir).
- Eviter l'alcool.
- Eviter le poivre, le paprika et les épices fortes. Selon le Dr Mouton, grand spécialiste des intestins : « Tout ce qui pique dans la bouche pique les intestins ».
- Eviter les aliments torréfiés : café, chocolat, chicorée torréfiée…(agressifs pour la muqueuse digestive)
- Eviter les aliments grillés.

Consommer donc des légumes à fibres douces cuits à la vapeur ou en entrée sous forme de « cuidités », des fruits cuits et des compotes, poissons et viandes maigres cuites doucement, des féculents comme du riz blanc basmati et du millet. Mettre du curcuma en poudre (bio, marque COOK®) dans les plats. Sans nécessité d'absorption de la curcumine, le simple curcuma apaisera la muqueuse.

Plan de complémentation :

- Pour réparer la muqueuse intestinale, réduire la perméabilité :
  Perméa **Régul + COPMED® nouvelle formule sans FODMAP** : 1 sachet par jour.
  Ou bien **Glutadyn Bionutrics® nouvelle formule** : 1 dosette par jour.
  Durée : 3 mois (commencer par de faibles quantités et augmenter progressivement si besoin).
- Probiotiques spécifiques validés par les gastro-entérologues :
  Alflorex Biocodex® : 1 gélule le matin à jeun.

Eventuellement plus tard, pour optimiser la tolérance des aliments, faire un test d'hypersensibilités alimentaires (**Imupro®**).

NB : ce plan de complémentation constitue un conseil et non une prescription. Vérifiez auprès de votre médecin s'il n'existe pas de contre-indications.

○●●

Fiche annexe N° 9

Adénomyose

Cette pathologie est définie comme une sorte d'endométriose interne. C'est une anomalie de la zone de jonction entre l'endomètre (muqueuse tapissant l'utérus) et le myomètre (muscle de l'utérus). La zone est donc épaissie et plus ou moins douloureuse selon le degré d'infiltration du myomètre par les cellules de l'endomètre.

Les symptômes de l'adénomyose sont typiquement ménorragie (règles anormalement longues et abondantes), dysménorrhée (règles douloureuses) et douleurs pelviennes [1].

L'adénomyose concernerait 11 à 13 % des femmes. Elle peut être associée à l'endométriose, mais pas nécessairement.

On peut imaginer qu'une nutrition similaire à celle que l'on utiliserait en cas d'endométriose pourrait être une bonne chose, tant sur le plan de la gestion de l'inflammation, que sur la modulation hormonale.

L'activation des plaquettes est un mécanisme qui est mis en évidence dans les lésions d'adénomyose [2]. Le régime anti-inflammatoire riche en oméga-3, la curcumine sont par exemple des moyens de limiter l'agrégation plaquettaire…

Références

1. Taran FA, Stewart EA, Brucker S. Adenomyosis: Epidemiology, Risk Factors, Clinical Phenotype and Surgical and Interventional Alternatives to Hysterectomy. Geburtshilfe Frauenheilkd. 2013 Sep; 73(9): 924–931.
2. Liu X, Shen M, Qi Q, Zhang H, Guo SW. Corroborating evidence for platelet-induced epithelial-mesenchymal transition and fibroblast-to-myofibroblast transdifferentiation in the development of adenomyosis. Hum Reprod. 2016 Apr;31(4):734-49.

Rappel :

Alimentation anti-endométriose (utilisée aussi pour l'adénomyose)

- ✓Alimentation à forte dominante végétale (80% végétale, 20% animale)
- ✓Biologique dans la mesure du possible (les pesticides sont des perturbateurs endocriniens)
- ✓Riche en antioxydants (légumes et fruits colorés, baies, épices, curcuma, thé vert déthéiné…)
- ✓Riche en crucifères (choux, radis, cresson, roquette, colza, moutarde…)
- ✓Faible en gras animal (dioxine et autres POPs)
- ✓Eviter viande rouge et charcuterie
- ✓Bons apports en oméga-3 et 9
- ✓Limiter fortement oméga-6, acides gras saturés (acide palmitique) et acides gras trans
- ✓Eviter le sucre et les sucreries
- ✓Eviter l'alcool
- ✓Evictions possibles : gluten et produits laitiers

Cette alimentation vise à diminuer le stress oxydant et l'inflammation, et permet d'augmenter les fonctions de détoxication (xénobiotiques et œstrogènes).

Phytothérapie et traitements naturels

Règles hémorragiques :

Bourse à pasteur : 1 gélule 2 fois par jour.
Gingembre : 1 gélule 2 à 3 fois par jour.

Dysménorrhée, douleurs pelviennes :

Faire des cataplasmes à l'huile de ricin.

NB : cette phytothérapie constitue un conseil et non une prescription. Vérifiez auprès de votre médecin s'il n'existe pas de contre-indications. Consultez un phytothérapeute pour une personnalisation du traitement.

Fiche annexe N° 10

Curcuma et curcumine

Le curcuma est vraiment une épice qui a le vent en poupe ! On peut en effet dénombrer plus de 5000 publications scientifiques sur le curcuma et son principe actif principal, la curcumine.

Comme nous l'avons vu au chapitre des compléments alimentaires, les nutraceutiques à base de curcumine pourraient être une aide précieuse contre l'endométriose, et ce par différents mécanismes (démontrés *in vitro* et sur l'animal) : actions antioxydante et anti-inflammatoire bien évidemment, mais aussi de façon plus spécifique en agissant sur les métalloprotéinases matricielles.

Mais si la curcumine, qui ne représente que 5% de l'épice en poudre (ou fraîche), n'est que très faiblement absorbée et rapidement éliminée, cela ne veut pas dire que le curcuma en tant qu'épice n'a pas d'intérêt...

Quand utiliser du curcuma en poudre ?

On peut employer la simple épice en cas de troubles digestifs (douleurs abdominales, spasmes, ballonnements et constipation). On aura une action calmante et anti-inflammatoire sur la muqueuse digestive, sans rechercher son absorption. On peut donc l'incorporer dans les plats et en consommer ½ à 1 cuillère à café dans un verre d'eau lors de troubles digestifs.

Quand utiliser la curcumine ?

Tout simplement quand on recherche une action anti-inflammatoire systémique, c'est-à-dire dans tout l'organisme par diffusion via le sang. La curcumine réduit aussi le stress oxydatif. On peut également supposer qu'elle ait une action spécifique anti-endométriose en modulant les métalloprotéinases matricielles (MMP-2, MMP-3 et MMP-9).

Y-a-t-il plusieurs sortes de curcumines ?

Oui en effet il y a différents brevets de « super-curcumines » qui ont remplacé l'ancienne association curcumine + pipérine de poivre. Par rapport à de la simple curcumine ces produits ont une biodisponibilité dans l'organisme nettement augmentée :

Type de curcumine / brevet	Biodisponibilité (absorption et durée de vie)
BCM95®	x7
CurQfen®	x10
Meriva®	x29
CAVAcurmin®	x40
Longvida®	x65
Novasol® et autres curcumines x185	x185 et plus (mais excipient très douteux !!)

Ces informations sont donc à prendre en compte pour le choix d'un produit à base de curcumine.

Par exemple la pipérine est plutôt à éviter en raison de son action agressive sur l'intestin, et le polysorbate 80, émulsifiant synthétique utilisé dans les curcumines x185, est vraiment à rejeter car pro-inflammatoire, nocif, repro-toxique, foetotoxique et probablement cancérigène.

Les curcumines brevetées, hormis celles avec polysorbate 80, sont très fiables et vivement recommandées.

○●●

Table des Matières

Notes et Questions du Lecteur

Notes et Questions du Lecteur